DIE ANTI-FETT-FORMEL

DIE
ANTI-FETT-FORMEL

DAS INDIVIDUELLE 40-30-30
SCHLANKHEITSKONZEPT

GENE UND JOYCE DAOUST

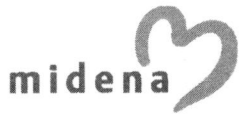

Wichtiger Hinweis

Die im Buch veröffentlichten Ratschläge und Rezepte wurden mit größter Sorgfalt von Verfassern und Verlag erarbeitet und geprüft. Sie können jedoch nicht die Weisung eines Mediziners ersetzen. Falls Sie an einer Vorerkrankung leiden, sollten Sie vor dem Beginn einer Diät oder Ernährungsumstellung Ihren Arzt befragen.
Eine Haftung der Verfasser bzw. des Verlages und seiner Beauftragten für Personen-, Sach- oder Vermögensschäden ist ausgeschlossen.

Bildnachweis
Umschlagfoto: Stone/James Darrel
Autorenfoto: Robert Clark

Die Deutsche Bibliothek – CIP-Einheitsaufnahme:
Ein Titeldatensatz für diese Publikation ist bei
der Deutschen Bibliothek erhältlich

Titel der amerikanischen Originalausgabe: The Formula,
erschienen bei The Ballantine Publishing Group, New York
© Gene und Joyce Daoust, 2001
Die deutsche Übersetzung wurde in Zusammenarbeit mit
The Ballantine Publishing Group,
einem Imprint von Random House Inc., ermöglicht.
Midena Verlag, München
© Copyright der deutschen Übersetzung 2002
Weltbild Ratgeber Verlage GmbH & Co. KG

Projektleitung: Caroline Colsman
Redaktion: Astrid Büscher, Hamburg
Herstellung: Gabriele Schnitzlein
Bildredaktion: Sylvie Busche (Ltg.), Kirsten Dieckerhoff
Umschlagkonzeption: H3A, München
Satz: Pinkuin Satz und Datentechnik, Berlin
Printed in Germany

ISBN 3-310-00763-4

GEWIDMET GENES ELTERN

»Ich vermisse euch mehr als je zuvor.«

INHALTSVERZEICHNIS

TEIL EINS: WISSENSCHAFTLICHE GRUNDLAGEN IN KÜRZE

TEIL ZWEI: DAS 3-WOCHEN TURBO-PROGRAMM

TEIL DREI: DIE ANTI-FETT-FORMEL FÜRS LEBEN

DANKSAGUNG

What a long strange trip it's been.
Was für ein langer und seltsamer Weg es doch war.
– The Grateful Dead

Es war in der Tat ein recht seltsamer Weg. Wir sind sehr stolz darauf, dass es uns gelungen ist, die 40-30-30-Anti-Fett-Formel bekannt zu machen und damit Millionen von Menschen zu helfen. Dabei haben uns einige wichtige Menschen unterstützt.

Zu allererst möchten wir Don und Marjorie Tyson danken, zwei der größten Experten auf dem Gebiet der Aminosäuren. Ihr Wissen um Eiweiße und Aminosäuren half uns neue Erkenntnisse zu akzeptieren, und legte den Grundstein für die revolutionäre 40-30-30-Anti-Fett-Formel.

Unser besonderer Dank gilt Dr. Barry Sears, unserer Meinung nach einer der weltweit bedeutendsten Ernährungsexperten. Mit seiner Unterweisung in die Wissenschaft der essenziellen Fettsäuren und die Ernährungsendokrinologie hat er uns über alle Maßen geholfen und das Leben von Millionen von Menschen ein Stück lebenswerter gemacht. Außerdem möchten wir Doug Sears für seine wirtschaftliche Expertise bei der Gründung unserer Klinik, dem BioSyn Human Performance Center, danken. Ein besonderer Dank geht an Meg, Steve, Jennifer, Candy und alle anderen unserer Mitarbeiter für ihre nie nachlassende Arbeitsfreude.

Der beschränkte Raum lässt eine individuelle Nennung aller Namen leider nicht zu. Deshalb danken wir allen Ärzten, Apothekern, Lehrern, Ernährungswissenschaftlern, Sportlern und all den anderen Gesundheitsspezialisten im pazifischen Nordwesten der USA, mit denen wir in den letzten 15 Jahren zusammengearbeitet haben. Ihr Beitrag leistet uns bis zum heutigen Tage unschätzbare Dienste. Darüber hinaus danken wir insbesondere den Sporttrainern Donald Baker und Pete Seaman, die als erste Profis das 40-30-30-Konzept verstanden und in einer Art und Weise umgesetzt haben, die uns bis heute inspiriert. Außerdem danken wir dem Apotheker George Stimac und seinem Sohn John für ihre engagierte Pionierarbeit.

Wir möchten den Gründern der Balance Bar Company, Tom Davidson und Dick Lamb, sowie deren Präsident Jim Wolf und allen Mitarbeitern danken, mit denen wir gearbeitet haben. Euer Engagement bei der Vermarktung eines hochwertigen Ernährungsriegels half uns, das 40-30-30-Programm immer weiter zu verbessern. Dank an das erste Balance Team, insbesondere an Michael Sanchez und Phil und Donna Leclair, die auch in harten Zeiten durchgehalten haben. Wir möchten Sheri Sears, Bill Logue und allen Mitarbeitern von PR Nutritions und *Ironman* danken, die die Ausdauersportler in mühsamer Kleinarbeit überzeugen konnten.

Darüber hinaus gilt unser Dank New Vision International und allen Teammitgliedern für ihre Unterstützung.

Wir danken allen Lesern für ihre Reaktion auf unser erstes Buch, *40-30-30 Fat Burning Nutrition*. Ihre Ermunterungen, Kommentare und

Erfolgsgeschichten sind uns nicht nur Inspiration und Motivation, sie helfen uns auch, unsere Programme immer weiter zu verbessern.

Schließlich geht unser Dank an unsere Agenten, David Vigliano und Dean Williamson sowie an unsere Herausgeberin Maureen O'Neal und alle Mitarbeiter von Ballantine Books. Euer Vertrauen und eure Zuversicht haben uns geholfen, ein fantastisches Buch zu schreiben, das Millionen von Menschen helfen kann!

ÜBER JOYCE
UND GENE DAOUST

Joyce und Gene Daoust sind Ernährungsexperten und arbeiteten mit Dr. Barry Sears bei der Entwicklung des ursprünglichen 40-30-30-Ernährungsprogramms zusammen. Anfang der 1990er-Jahre eröffneten sie das BioSyn Human Performance Center, ein hochmodernes Diät- und Ernährungszentrum für Sportler in Kirkland im amerikanischen Bundesstaat Washington. Es war die weltweit erste Diätklinik, die die 40-30-30-Ernährung anwandte. Hier nahm der unglaubliche Siegeszug dieser Formal seinen Anfang. Darüber hinaus waren die Daousts maßgeblich an der Entwicklung der 40-30-30-Ernährungsriegel beteiligt.

Joyce und Gene zählen zu den führenden amerikanischen Experten auf den Gebieten Ernährung, Fitness und Gewichtsabnahme. Sie sind gefragte Motivations- und Ernährungstrainer und besitzen die wundervolle Gabe, das 40-30-30-System der Fettverbrennung leicht verständlich und umsetzbar zu machen. Daneben können sie Menschen bewundernswert zum Handeln inspirieren, sodass diese besser aussehen, sich besser fühlen und leistungsfähiger werden. Sie sind außerdem die Autoren des Buchs

40-30-30 Fat Burning Nutrition, das sich in den USA bisher über 400 000 Mal verkauft hat.

Joyce und Gene traten in mehr als 500 Fernseh- und Radiosendungen auf und es wird in Magazinen, Zeitungen und anderen Publikationen über sie berichtet. Sie organisieren Programme für Sportlerteams, Berufsverbände, Unternehmen, Verkaufsorganisationen, Ärzte und Heilpraktiker.

Die Daousts haben schon Vorträge auf dem gesamten nordamerikanischen Kontinent gehalten. Seit 1990 konnten sie mit ihrem Ernährungsprogramm über 500 000 Menschen helfen abzunehmen und sich besser zu fühlen. Ihr Ziel ist es jedoch, Millionen von Menschen zu helfen.

WARUM NOCH EIN DIÄT-BUCH?

Seit wir Anfang der 1990er-Jahre unser Ernährungsprogramm nach dem 40-30-30-Prinzip erstmals einer breiten Öffentlichkeit vorstellten, erreichte uns eine Flut von Anfragen. Darunter waren Anrufe, Mails und Briefe von Ärzten, die ihren Patienten die 40-30-30-Ernährung besser erklären wollten ebenso wie von zufriedenen Klienten, die uns wertvolle Informationen, ihre Erfolgsgeschichten und ihre Lieblingsrezepte zur Verfügung stellten.

Mit der *Anti-Fett-Formel* legen wir nun ein Manual vor, das alle grundlegenden Fragen beantwortet. Wir wissen heute, dass die Menschen eine einfache Sprache bevorzugen und gerne eine große Auswahl von Rezepten haben möchten, aus denen sie auswählen können. All dies finden Sie in diesem Buch.

Ebenfalls im Buch finden Sie das 3-Wochen-Turbo-Programm, das wir ursprünglich für Bodybuilder und andere Leistungssportler entwickelt haben, die in den letzten sechs Wochen vor einem Wettkampf »abspecken« mussten. Es war so erfolgreich, dass wir es mittlerweile für alle unsere Kunden verwenden. Der Fettverlust ist dabei so dramatisch, dass wir immer wieder gefragt werden, ob man das Programm unbeschränkt beibehalten kann. Die Antwort lautet ja. Das Turbo-Programm ist tatsächlich sogar für Diabetiker oder Menschen mit Hypoglykämie geeignet (natürlich unter Begleitung Ihres Arztes). Die meisten Menschen können die Turbo-Programm-Mahlzeiten allerdings nach den ersten drei Wochen getrost mit den regulären Anti-Fett-Formel-Mahlzeiten kombinieren, um entweder weiterhin Gewicht zu verlieren oder aber ihr Gewicht zu halten. Wir betrachten es als Ihre Anti-Fett-Formel fürs Leben.

Die Turbo-Programm-Mahlzeiten enthalten Kalorien im richtigen Verhältnis: 40 % aus Kohlenhydraten, 30 % aus Eiweiß und 30 % aus Fett. Sie unterscheiden sich von den regulären Anti-Fett-Formel-Mahlzeiten darin, dass es sich bei den Kohlenhydraten um solche mit mittlerem bis niedrigem glykämischen Index handelt, während die regulären Mahlzeiten Kohlenhydrate sowohl mit niedrigem als auch mit hohem glykämischem Index bieten. Die Turbo-Programm-Mahlzeiten liefern ausreichend Kohlenhydrate für die Gehirnfunktionen, bannen die Gefahr der Ketose und ermöglichen einen konstanten Blutzuckerspiegel. Diese Formel ist ideal für alle, die ihre eiweißreiche Ernährung aufgeben oder direkt mit der Anti-Fett-Formel beginnen und ein Maximum an Fett verbrennen wollen.

Das Turbo-Programm ist ein umfassender, individueller und einfacher Ernährungsplan, der den Stoffwechsel perfekt auf die höchstmögliche Fettverbrennung einstellt. Jede Haupt- und Zwischenmahlzeit ist im Verhältnis 40-30-30 zusammengesetzt. Obwohl Sie also großzügige Portionen essen, fühlen Sie sich hinterher niemals träge oder hungrig. Abhängig vom Gewicht, das Sie verlieren möchten, können Sie bei dem Turbo-Programm bleiben, bis Sie Ihr gesamtes überschüssiges Gewicht losgeworden sind, oder Sie wenden es nur als Starthilfe in den ersten drei Wochen an.

Im Gegensatz zu üblichen Diätbüchern bietet die Anti-Fett-Formel ein individuell abgestimmtes Ernährungsprogramm mit fünf verschiedenen, auf Ihr spezifisches Geschlecht, Gewicht und Ihre sportlichen Aktivitäten ausgerichteten Mahlzeitenplanern. Die Pläne A, B und C werden für gewöhnlich von Frauen genutzt, während C, D und E auf Männer ausgerichtet sind. Die Auswahltabelle auf S. 61 f. hilft Ihnen bei der Auswahl des richtigen Plans für Ihr Ausgangsgewicht. Während die Pfunde schwinden, kann es nötig werden, die Mahlzeiten anzupassen und einen anderen Plan zu verwenden. Ein ausgewogener Ernährungsplan sollte eine Sache für die ganze Familie sein. Bestimmen Sie einfach für jedes Familienmitglied den geeigneten Ernährungsplan. Jeder Plan bietet angemessene Portionen und ist daher leicht zu befolgen.

Wenn Sie jetzt glauben, der Nachtisch sei tabu, vergessen Sie's! In diesem Buch finden Sie auch Rezepte für Kuchen, Pudding und viele andere leckere Dessert-Rezepte. Wir werden Ihnen zeigen, wie Sie selbst zum Frühstück Käsekuchen essen können und trotzdem noch Pfunde verlieren.

Jeder kann die Anti-Fett-Formel anwenden, selbst wenn er oder sie nicht gerne Sport treibt. Allerdings zeigt sie in Verbindung mit Sport die besseren Ergebnisse. Sport und Bewegung machen Spaß und sind in Verbindung mit der Anti-Fett-Formel nur zu empfehlen. Deshalb gehen wir hier auch auf unsere brandneue 40-30-30-Sportformel ein.

Wir bekommen immer wieder Anrufe von Menschen, die schon jede erdenkliche Diät ausprobiert haben und nun endlich leckere Mahlzeiten essen und trotzdem abnehmen und sich gut fühlen. Man riet uns, unsere Diät die »Wunderdiät« oder auch die »Zaubertrankdiät« zu nennen. Wir haben uns entschieden, ein individuell ausgerichtetes Diätbuch zu schreiben, das unsere über 30-jährige Erfahrung auf dem Gebiet des Abnehmens und der leistungsorientierten Ernährung widerspiegelt, und nennen es deshalb einfach *Die Anti-Fett-Formel*.

TEIL EINS

WISSENSCHAFT-LICHE GRUNDLAGEN IN KÜRZE

KAPITEL EINS

GRUNDLAGEN DER ERNÄHRUNG

DIE SECHS ESSENZIELLEN NÄHRSTOFFKLASSEN

hr Körper benötigt sechs essenzielle Nährstoffklassen für Wachstum, Erhaltung und Erneuerung des Gewebes. Als essenziell bezeichnet man die Nährstoffe, die der Körper nicht selbst herstellen kann, und die somit von außen zugeführt werden müssen. Für eine ausgewogene Ernährung müssen die Speisen, die Sie essen, alle essenziellen Nährstoffe in den richtigen Mengen enthalten. Der Trick besteht dabei darin, eine ausgewogene Ernährung mit all diesen Nährstoffen zu sich zu nehmen, ohne gleichzeitig zu viel zu essen. Eine

Die sechs Klassen essenzieller Nährstoffe

1. *Kohlenhydrate*
2. *Eiweiß*
3. *Fett*
4. *Vitamine*
5. *Mineralstoffe*
6. *Wasser*

genauere Betrachtung der Nährstoffe verdeutlicht ihre Bedeutung als Teil einer ausgewogenen Ernährung. Die sechs essenziellen Nährstoffklassen sind: Kohlenhydrate, Eiweiße, Fette, Vitamine, Mineralstoffe und Wasser.

Kohlenhydrate, Eiweiße und Fette bezeichnet man als Makronährstoffe und sie müssen über den Tag verteilt in großen Mengen zugeführt werden. Diese Energie liefernden Nährstoffe werden zu Kalorien (dem Maß der in Speisen enthaltenen Energie; eigentlich Kilokalorien, aber der Einfachheit halber sprechen wir hier von Kalorien) umgewandelt. Ein Gramm Kohlenhydrate entspricht vier Kalorien (kcal), ebenso ein Gramm Eiweiß, während ein Gramm Fett neun Kalorien (kcal) entspricht.

Vitamine und Mineralstoffe bezeichnet man als Mikronährstoffe. Diese essenziellen Nährstoffe kommen in Lebensmitteln vor und sind lebenswichtig. Viele unserer heutigen Lebensmittel kommen von ausgelaugten Böden oder sind zu stark verarbeitet und enthalten dadurch nur noch geringe Mengen an Vitaminen und Mineralstoffen. Deshalb empfehlen wir ausgewogene Vitamin- und Mineralstoffpräparate als Nahrungsergänzung. Betrachten Sie sie als Ernährungsversicherung.

Wasser ist für das Leben natürlich unverzichtbar. Dieser essenzielle Nährstoff durchfließt jede Zelle unseres Körpers, beliefert sie mit Nahrung und transportiert Abfallstoffe ab. Die meisten Menschen trinken allerdings nicht genügend Wasser. Eine unzureichende Versorgung mit Wasser führt zu Sodbrennen, Magenkrämpfen, Rückenschmerzen, Kopfschmerzen und Mattigkeit. Erhält er aber genügend Wasser, funktioniert der Körper reibungslos, der Kreislauf wird gekräftigt, die Verdauung wird effizienter und der Teint klarer.

Ihr täglicher Wasserbedarf hängt von Ihrem Gewicht und Ihrer Aktivität ab. Statt müßiger Standardwerte empfehlen wir folgende Berechnung: Nehmen Sie Ihr Körpergewicht, multiplizieren Sie es mit 33 und Sie erhalten Ihren Wasserbedarf in Millilitern. Danach benötigt eine 60 kg schwere Frau (60 × 33 = 1980) in etwa die allgemein empfohlenen zwei Liter Wasser pro Tag. Der Wasserbedarf eines 90 kg schweren Mannes liegt aber schon bei drei Litern pro Tag (90 × 33 = 2970). Bei sportlicher Aktivität oder schwerer körperlicher Arbeit, Hitze oder trockener Luft braucht der Körper allerdings erheblich mehr Wasser.

Die Fettverbrennung entzieht dem Körper Wasser. Giftstoffe werden in den Fettzellen eingelagert und während überschüssiges Körperfett abgebaut wird, gelangen diese Giftstoffe in den Blutkreislauf. Dadurch wird Wasser sogar noch wichtiger, wenn man Fett verbrennen und Gewicht verlieren möchte.

Bestimmen Sie Ihren eigenen Wasserbedarf und zwingen Sie sich, die für Sie richtige Menge auch täglich zu trinken. Sie werden staunen, wie gut Sie sich einfach schon dadurch fühlen, dass Sie genügend Wasser trinken.

Jahrelange Erfahrungen mit tausenden von Menschen haben gezeigt, dass die meisten gar nicht wissen, welche Lebensmittel als Kohlenhydrate, Eiweiße oder Fette eingestuft werden. Das macht es natürlich schwierig, 40 % der Kalorien aus Kohlenhydraten, 30 % aus Eiweiß und 30 % aus Fett zu beziehen. Auf den nächsten Seiten wollen wir einen kurzen Blick auf die drei Gruppen der Makronährstoffe werfen, um ihre einzigartigen Eigenschaften besser kennen zu lernen und zu verstehen, warum sie in jeder Mahlzeit vorkommen müssen.

Obwohl die meisten Le-

Berechnung des Wasserbedarfs nach Körpergewicht

1. Körpergewicht _____
2. Mit 33 multipliziert _____
3. Täglicher Bedarf in ml _____

bensmittel eine Mischung aus Kohlenhydraten, Eiweißen und Fetten enthalten, klassifizieren wir sie nach dem jeweils vorherrschenden Nährstoff.

KOHLENHYDRATE

Kohlenhydrate finden sich in nahezu allen pflanzlichen Lebensmitteln. So bestehen Obst, Gemüse, Getreide, Hülsenfrüchte und stärkehaltige Lebensmittel wie Kartoffeln, Reis, Nudeln und Brot hauptsächlich aus Kohlenhydraten. Wenn man jetzt noch die zuckerhaltigen Nahrungsmittel wie Eiscreme, Süßigkeiten, Kuchen sowie Kartoffelchips, Salzgebäck, Popcorn, Limonaden und Säfte hinzurechnet, wird deutlich, dass wir buchstäblich mit Kohlenhydraten bombardiert werden. Tatsächlich kommt Kohlenhydratmangel äußerst selten vor – außer im Fall der Ketose, aber dazu später mehr.

Die Hauptaufgabe der Kohlenhydrate besteht darin, den Körper und vor allem das Gehirn mit Energie zu versorgen. Alle Kohlenhydrate werden in Blutzucker, also Glukose, umgesetzt, gleichgültig, ob sie in einfacher oder komplexer Form vorkommen. Ob man nun einen Schokoriegel oder reinen Zucker isst, einen Apfel oder Vollkornnudeln: Das Ergebnis ist immer Glukose.

Wenn Sie nun ein hauptsächlich aus Kohlenhydraten bestehendes Essen wie zum Beispiel Cornflakes, Saft und Toast zu sich nehmen, steigt Ihr Blutzuckerspiegel. Gelangen große Mengen Glukose auf einmal in den Blutkreislauf, wird Insulin ausgeschüttet, um den Blutzuckerspiegel wieder zu senken. Ein erhöhter Insulinspiegel veranlasst nun den Körper, zur Energiegewinnung Glukose anstelle von gespeichertem Fett zu verbrennen. Schlimmer noch: Bei erhöhtem Insulinspiegel werden überschüssige Kohlenhydrate in Fett umgewandelt.

Genauso problematisch wird es, wenn man Kohlenhydrate meidet. Eiweiß- und fettreiche, aber kohlenhydratarme Ernährung kann zu konstanter Müdigkeit führen, weil das Gehirn große Mengen an Glukose benötigt, um richtig funktionieren zu können. Wenn Sie nicht genügend Kohlenhydrate zu sich nehmen, sinkt der Blutzuckerspiegel zu weit ab und das Gehirn leidet Mangel.

Die besten Lieferanten für Kohlenhydrate sind Nahrungsmittel, die reich an Ballaststoffen, aber arm an Stärke und Zucker sind (d. h. die einen niedrigen glykämischen Index besitzen). In den Mahlzeiten unseres 3-Wochen Turbo-Programms verwenden wir Kohlenhydrate mit niedrigem bis mittlerem glykämischem Index. Diese ballaststoffreichen Kohlenhydrate liefern von Natur aus wenige Kalorien und viele Vitamine und Mineralstoffe. Sie sollten Ihre Hauptlieferanten für Kohlenhydrate sein.

Die besten Lieferanten für hochwertige Kohlenhydrate

Obst: *Äpfel, Orangen, Grapefruits, Erdbeeren, Birnen, Pfirsiche, Pflaumen*

Gemüse: *Brokkoli, Spargel, grüne Bohnen, Blumenkohl, Zucchini, Spinat*

Getreide: *Gerste, Haferflocken, Roggen, Natur- und Wildreis, Vollkornnudeln*

Hülsenfrüchte: *weiße Bohnen, Kichererbsen, Kidneybohnen, Linsen*

WIE HOCH IST IHR BEDARF
AN KOHLENHYDRATEN?

Bei der Anti-Fett-Formel verwenden wir das neuartige Nährstoffverhältnis von 40-30-30. 40 % Ihrer Kalorien sollten aus Kohlenhydraten stammen. Zur Bestimmung Ihres Bedarfs ist es wichtig zu wissen, dass Sie ein Drittel mehr Kohlenhydrate als Eiweiß benötigen. Da ein leerer Bauch nicht gerne rechnet, haben wir Ihnen diese Arbeit mit der Makronährstoff-Tabelle (S. 63 f.) abgenommen.

EIWEISS

Eiweißreiche Lebensmittel sind hauptsächlich solche aus tierischen Quellen. Die Qualität eines eiweißreichen Lebensmittels wird von zwei Faktoren bestimmt: dem Gleichgewicht der enthaltenen Aminosäuren und der Verdaubarkeit.

Hochwertige Eiweißquellen sollten vorwiegend die Aminosäuren enthalten, die der Körper benötigt, außerdem leicht verdaulich und fettarm sein. Die besten Lieferanten sind Eier (unter Weglassung des einen oder anderen Eigelbs), fettarme Milchprodukte, Hähnchen- und Putenfleisch ohne Haut, Fisch, mageres rotes Fleisch und fettarme Sojaprodukte.

Bei der Verdauung von Eiweiß werden lange Peptidketten zu Aminosäuren verarbeitet, die in den Blutkreislauf gelangen und zu über 50 000 neuen Körpereiweißen kombiniert werden. So wie die Buchstaben des Alphabets zu unzähligen verschiedenen Wörtern kombiniert werden können, so werden die 22 allgemein bekannten Aminosäuren im Blut zu tausenden von wichtigen Körpereiweißen zusammengesetzt, die den menschlichen Körper unablässig aufbauen und reparieren. Zu diesen Körpereiweißen zählen Haut, Haare, Nägel, Blut, Hormone, Verdauungs- und Steuerungsenzyme, Muskelgewebe, Botenstoffe des Gehirns, das Immunsystem und vieles mehr. *Ausschließlich* die Aminosäuren können diese wichtigen Körpereiweiße bilden.

Wenn Sie bei jeder Mahlzeit ausreichende Mengen hochwertiger Eiweiße zu sich nehmen, versorgen Sie Ihren Körper mit einem ständigen Nachschub an immens wichtigen Aminosäuren. Eiweiß im Essen stimuliert auch die Freisetzung von Glukagon, einem Fett verbrennenden Hormon, das den Blutzuckerspiegel stabil hält und eingelagertes Fett freisetzt, das zur Energiegewinnung verbrannt wird.

Man hört häufig, dass Bohnen und Reis gute Eiweißlieferanten für Vegetarier sind. Isst man diese beiden pflanzlichen Lebensmittel zusammen in einer Mahlzeit, können sie ein vollständiges Eiweiß ergeben. Denn sie enthalten jeweils bestimmte Aminosäuren, die dem Anderen fehlen. Allerdings muss ein hochwertiges Eiweiß nicht nur vollständig, sondern auch verdaubar sein. Die in pflanzlichen Lebensmitteln vorkommenden Fasern wickeln sich um die Eiweißketten und machen sie nicht nur schwer verdaulich, sondern verhindern auch die Nutzung der enthaltenen Aminosäuren. Abgesehen davon bestehen Bohnen zu 75 % und Reis zu 90 % aus Kohlenhydra-

Die besten Lieferanten für hochwertiges Eiweiß

- *Magerquark*
- *Hähnchen- und Putenfleisch (ohne Haut)*
- *Eier und Eiweiß*
- *Fisch*
- *Mageres Fleisch*
- *Tofu (Sojabohnenquark)*
- *Molkeneiweißpulver (Proteingehalt mindestens 85 %)*

ten. Also betrachten wir Bohnen und Reis als Lebensmittel der Kategorie Kohlenhydrate und empfehlen zusätzliche, leicht verdauliche und hochwertige Eiweiße.

Eine eiweißarme Ernährung kann zu einem Ungleichgewicht der Aminosäuren, Muskelschwund und verlangsamtem Stoffwechsel führen und verhindert die für die Fettverbrennung notwendige Freisetzung von Glukagon.

Aber auch ein Zuviel an Eiweiß kann zu Problemen führen. Eine einseitige eiweißreiche Diät kann zur Stoffwechselerkrankung Ketose führen. Vielleicht verlieren Sie in der ersten Woche auch etwas Gewicht, aber bedenken Sie, dass bestenfalls ein oder zwei Pfund davon wirklich Fett sind und der Rest sich aus magerem Muskelgewebe und Wasser zusammensetzt. Sobald die Diät abgesetzt wird, kann das Gewicht wieder in die Höhe schnellen und liegt am Ende teilweise sogar über dem Ausgangsgewicht.

WIE HOCH IST IHR BEDARF AN EIWEISS?

Bei der Anti-Fett-Formel verwenden wir das revolutionäre Nährstoffverhältnis von 40-30-30. 30 % Ihrer Kalorien sollten aus Eiweißen stammen. Ihr Bedarf richtet sich nach Geschlecht, Körpergewicht und sportlicher Aktivität. Sie benötigen zwischen 0,5 und 1 Gramm Eiweiß pro Pfund mageres Muskelgewebe pro Tag. Die für Sie wichtigen Werte finden Sie in der Makronährstoff-Tabelle auf Seite 63 f.).

FETT

Der letzte – und sicherlich verwirrendste – der Makronährstoffe ist Fett. In der Vergangenheit wurde uns immer gepredigt, Fett sei schlecht und müsse gemieden werden. Und jetzt erfahren Sie, dass es gute Fette und schlechte Fette gibt. Dabei ist vor allem wichtig zu wissen, dass Fett ein essenzieller Nährstoff ist, den wir jeden Tag zu uns nehmen müssen. Nun sagen manche Menschen, sie bräuchten kein Fett zu essen, weil sie selbst so viel davon haben. Tatsächlich aber benötigen wir Fett, um Fett zu verbrennen.

Um gesund zu bleiben und Fett zu verbrennen, muss Ihre Ernährung genügend Fettlieferanten enthalten, um essenzielle Fettsäuren liefern zu können. Essenzielle Fettsäuren spielen eine wichtige Rolle im Energie- und Hormonhaushalt, kontrollieren das Hungergefühl und stabilisieren den Blutzuckerspiegel. Fett in der Nahrung verlangsamt die Verdauung, sodass die Nahrung langsam in den Blutkreislauf einsickert und der Glukosespiegel auf normaler Höhe bleibt.

Hochwertige Fette enthalten die richtige Menge an einfach und mehrfach ungesättigten und gesättigten Fettsäuren. Gute Quellen sind Nüsse und Samen, Oliven und Avocados und Pflanzenöle, wie z. B. Färberdistelöl (Safloröl), Raps- und Olivenöl. Zwar gilt Fisch vor allem als Eiweißquelle, aber er liefert darüber hinaus auch wertvolle Omega-3-Fettsäuren. Kaltwasserfische wie Lachs, Thunfisch, Sardinen und Makrelen sind dabei einige der besten Lieferanten für Fett.

Die besten Lieferanten für hochwertiges Fett

- *Oliven und Olivenöl*
- *Avocados*
- *Mandeln, Nüsse und Samen*
- *Fisch und Fischöle*
- *Pflanzenöle*

Für eine gesunde Ernährung sollten 30 % der Kalorien aus Fett stammen, wobei 10 % aus gesättigten, 10 % aus ungesättigten und 10 % aus einfach ungesättigten Fetten stammen sollten. Tierisches Eiweiß enthält vorwiegend gesättigte Fette, Pflanzenöle sind gute Lieferanten für ungesättigte Fette und Avocados, Oliven, Olivenöl, Nüsse und Samen enthalten größere Mengen einfach ungesättigter Fette.

Die unbedingt zu meidenden Fette heißen *Transfette* und finden sich in gehärteten Fetten, wie sie in Fertigprodukten (z. B. Tiefkühl-Pommes frites, Kekse) verwendet werden.

WIE HOCH IST IHR BEDARF AN FETT?

Bei der Anti-Fett-Formel verwenden wir das revolutionäre Nährstoffverhältnis von 40-30-30. 30 % Ihrer Kalorien sollten aus Fett stammen. Die Werte für Ihre persönliche Anti-Fett-Formel finden Sie in der Makronährstoff-Tabelle (Seite 63 f.).

ZUSAMMENFASSUNG

Das Wichtigste an der Ernährung ist die Ausgewogenheit. Denn eine ausgewogene Ernährung ist der Schlüssel zu einer guten Ernährung. Die Anti-Fett-Formel ist ein ausgewogenes Ernährungsprogramm, das ganz gezielt auf Ihre persönlichen Bedürfnisse abgestimmt ist. Jede Mahlzeit und jeder Snack hält sich an das 40-30-30-Verhältnis von Kohlenhydraten, Eiweiß und Fett, um Ihren Körper richtig zu versorgen. Bei jeder Mahlzeit liefern die Kohlenhydrate im Essen Glukose für das Gehirn und gegen Ketose.

Das Eiweiß liefert die für den Aufbau und die Reparatur der Körpereiweiße wichtigen Aminosäuren und setzt das Fett verbrennende Hormon Glukagon frei. Und das Fett liefert die Fettsäuren, die für die Kontrolle des Blutzuckerspiegels, die Unterdrückung des Hungergefühls und die Hormonproduktion wichtig sind.

Die Anti-Fett-Formel

40 % Kohlenhydrate
- *Liefern Treibstoff fürs Gehirn*
- *Verhindern Ketose*

30 % Eiweiß
- *Liefert Aminosäuren für Aufbau und Reparatur von Körpergewebe*
- *Setzt Fett verbrennende Hormone frei*

30 % Fett
- *Stabilisiert den Blutzuckerspiegel und kontrolliert den Hunger*
- *Liefert essenzielle Fettsäuren für die Hormonproduktion*

KAPITEL ZWEI

DIE MACHT
DER NAHRUNG

Die wahre Macht der Anti-Fett-Formel liegt in der hormonellen Reaktion auf die Speisen, die Sie zu sich nehmen. Jüngste Forschungsergebnisse auf dem Gebiet der hormonellen Wirkung von Nahrung helfen uns beim Verständnis der Wirkung zweier Hormone: Insulin und Glukagon. Diese beiden Hormone sind biologische Gegensätze: Insulin ist ein Fett speicherndes und Glukagon ist ein Fett verbrennendes Hormon. Stellen Sie sich das Essen jetzt als Spiel vor. Das Ziel dieses Spiels besteht darin, eine Mahlzeit zu essen, die die Freisetzung von Insulin kontrolliert und den Glukagonspiegel anhebt. Wenn Ihnen das gelingt, haben Sie gewonnen!

KONTROLLE DES INSULINS

Kohlenhydratreiche Mahlzeiten erhöhen den Blutzuckerspiegel und stimulieren die Ausschüttung des Hormons Insulin. Wenn der Blutzuckerspiegel zu stark oder zu schnell steigt, soll das Insulin den Überschuss zur Speicherung weiterleiten. Ein erhöhter Insulinspiegel zwingt den Körper, zur Energiegewinnung Glukose statt des eingelagerten Körperfetts zu verbrennen.

Insulin wandelt überschüssige Glukose in Glykogen um, entzieht es dem Blutkreislauf und lagert es in Leber und Muskelzellen ein. Leider kann der Körper nur kleine Mengen an Glykogen speichern, sodass die überschüssige Glukose, die der Körper nicht speichern kann, in Fett umgewandelt und in den Fettzellen eingelagert wird.

Wenn zu viel Glukose eingelagert wird, erhält das Gehirn nicht genügend Treibstoff und der niedrige Blutzuckerspiegel führt zu Stimmungsschwankungen, Hungergefühl und dem Verlangen nach mehr Kohlenhydraten. Ein über längere Zeit hinweg chronisch erhöhter Insulinspiegel kann zu Hypoglykämie oder sogar Diabetes führen. Mit zunehmendem Verständnis der Nachteile kohlenhydratreicher Ernährung fragt man sich gelegentlich, warum wir überhaupt Kohlenhydrate zu uns nehmen.

Eine kohlenhydratarme Ernährung kann tatsächlich schlechter sein als eine kohlenhydratreiche, da sie die Glukose- und Glykogenspeicher entleert. Ohne Glukose bleibt Ihrem Körper nur die Wahl, eingelagertes Fett und Muskelmasse zu verbrennen, um Energie zu gewinnen und den Blutzuckerspiegel zu kontrollieren. Dies führt zu einem Ketose genannten, abnormalen Stoffwechselzustand. Wenn der Körper unzureichende Mengen an Kohlenhydraten erhält, produzieren die Zellen abnormale biochemische

Stoffe, so genannte Ketonkörper. Der Sinn davon ist der, dass anstelle der als Energiequelle fehlenden Glukose Körperfett verbrannt werden soll. Leider ist es aber nicht ganz so einfach. Wenn sich Ihr Körper im Zustand der Ketose befindet, wird zwar Fett zur Energiegewinnung verwendet, aber leider werden gleichzeitig auch magere Muskelmasse und Körpereiweiße aufgespalten, zu Glukose umgewandelt und zur Energiegewinnung herangezogen. Und Körpereiweiße zu opfern, um das Gehirn mit Glukose zu versorgen, ist die ineffizienteste Methode von allen. Durch die Ketose kann es zu so unangenehmen Nebenwirkungen wie Kopfschmerzen, Schwindelgefühl, Müdigkeit, niedrigem Blutzucker, Muskelschwund und Übelkeit kommen. Der Körper versucht die Ketonkörper durch verstärkten Harndrang loszuwerden, sodass ein Großteil des Gewichtsverlusts eigentlich ein Wasserverlust ist, der zu Verstopfung führen kann. Der Wasserverlust spült auch so wichtige Elektrolyte wie Kalium aus dem Blut und kann zur Entstehung von Wadenkrämpfen und Muskelerschöpfung beitragen.

Außerdem werden Ketonkörper auch über die Lunge ausgeschieden und können so zu Körpergeruch, Mundgeruch und einem schlechten Geschmack im Mund führen.

ERHÖHUNG DES GLUKAGONSPIEGELS

Eine ausgewogene Mahlzeit stabilisiert den Blutzuckerspiegel, kontrolliert die Insulinausschüttung und erhöht den Spiegel des Hormons Glukagon. Glukagon mobilisiert wiederum das in der Leber gespeicherte Glykogen, das den Blutzuckerspiegel aufrechterhält und ausbalanciert, und setzt das eingelagerte Körperfett zu Energiegewinnung frei.

Fett in der Mahlzeit verlangsamt die Verdauung und die Aufnahme von Kohlenhydraten, sodass die Glukose nach und nach in den Kreislauf gelangt und eine gleichmäßige Versorgung gewährleistet ist. Das Eiweiß stimuliert die Freisetzung des Hormons Glukagon, das die Wirkung des Insulins steuert und die Blutzuckerkonzentration über eine längere Zeit hinweg auf einem normalen Niveau hält. Glukagon ermöglicht auch die Freisetzung eingelagerten Körperfetts aus dem adipösen Gewebe (den Fettzellen) direkt in den Blutkreislauf, sodass die Muskelzellen anstelle von Glukose das von ihnen bevorzugte Fett zur Energiegewinnung verbrennen können. Die Glukose steht so dem Gehirn zur Kontrolle von Hungergefühlen und Stimmungsschwankungen zwischen den Mahlzeiten zur Verfügung.

Wenn nun Eiweiß den Fettverbrenner Glukagon freisetzt, warum sollte man dann nicht ausschließlich Eiweiß essen? Weil, wie bereits gesagt, eine Eiweißdiät nicht ausgewogen ist und zur Bildung von Ketonkörpern mit all ihren unerfreulichen Nebenwirkungen führt.

Darüber hinaus deuten neuere Forschungsergebnisse darauf hin, dass ketogene Diäten zu permanenten Veränderungen der Fettzellen führen können, die sie zehnmal mehr Fett als normal speichern lassen. Wenn Sie dann wieder Kohlenhydrate essen oder die Eiweißdiät absetzen, nehmen Sie in alarmierendem Umfang zu und haben oftmals nach der Diät mehr Körpergewicht als davor. Neue Erkenntnisse weisen außerdem darauf hin, dass eine anhaltende Ketose zu einer verstärkten Oxidation von Lipiden führt, einem bedeutenden Faktor bei der Entstehung von Herzerkrankungen. Es ist auch bekannt, dass überschüssige Kalorien aus Kohlenhydraten, Eiweiß oder Fett den Insulinspiegel erhöhen. Und schließlich ist ein lebenslanger Verzicht auf Kohlenhydrate auch nicht sonderlich appetitanregend. Was wäre ein Frühstück ohne Toast und Obst? Was ein Sandwich ohne das Brot? Eine Pizza ohne knusprigen Rand ist eine unappetitliche Angelegenheit. Über kurz oder lang würden Sie anfangen, von grünen Bohnen zu träumen.

Es gibt mehr als nur eine Methode, das Wunschgewicht zu erreichen. Versuchen Sie es statt mit einer extrem unausgewogenen Diät doch einmal mit der 40-30-30-Formel. Hier bekommen Sie alle Vorzüge einer eiweißreichen Ernährung ohne deren Nebenwirkungen. Die Anti-Fett-Formel bietet einen sicheren und ausgewogenen Weg zu Fettverbrennung und Gewichtsverlust. Denken Sie an die Essgewohnheiten Ihrer ganzen Familie und Sie werden sehen, dass die Anti-Fett-Formel eine Entscheidung fürs Leben ist.

FAZIT

Ziel ist es, den Insulinspiegel zu kontrollieren und den Glukagonspiegel zu erhöhen. Lernen Sie, sich den ganzen Tag über ausgewogen zu ernähren, um diesen Prozess in Gang zu setzen. Die Anti-Fett-Formel hilft Ihnen dabei mit ausgewogenen Mahlzeiten nach dem revolutionären 40-30-30-Verhältnis.

KAPITEL DREI

DAS 40-30-30-VERHÄLTNIS

Die Anwendung der Anti-Fett-Formel ist wirklich einfach. Jedes Mal, wenn Sie eine Mahlzeit oder auch Zwischenmahlzeit zu sich nehmen, achten Sie darauf, dass Ihre Kalorien zu 40 % aus Kohlenhydraten, zu 30 % aus Eiweiß und zu 30 % aus Fett kommen. Jahre der Arbeit mit tausenden von Patienten in unserer Klinik haben uns gelehrt, dass die meisten Menschen keine Lust haben, jedes Mal dieses Kalorienverhältnis zu berechnen. Viele, die die Anti-Fett-Formel anwenden, können sich beim besten Willen nicht vorstellen, wie wir auf die Werte gekommen sind. Wir glauben, dass Essen kein mathematisches Problem werden darf, genau deshalb haben wir dieses Buch geschrieben. Folgen Sie einfach drei Wochen lang dem 3-Wochen-Turbo-Programm und schon sind auch Sie ein Experte. Es gibt aber immer noch den Einen oder Anderen, der genau verstehen möchte, wie man das Kalorienverhältnis einer Mahlzeit berechnet.

Das Verhältnis 40-30-30 bezieht sich auf die Kalorien (eigentlich Kilokalorien, kcal) einer Mahlzeit. Da Nährwertangaben von Lebensmitteln meist in Gramm angegeben werden, kann es schwierig sein, das Verhältnis der Kalorien eines Lebensmittels zu ermitteln. Lebensmittel enthalten:

> 4 Kalorien (kcal) in einem Gramm Kohlenhydrat
>
> 4 Kalorien (kcal) in einem Gramm Eiweiß
>
> 9 Kalorien (kcal) in einem Gramm Fett

Zur Bestimmung der Gesamtkalorien multipliziert man die Gramm-mengen von Kohlenhydraten und Eiweiß mit vier und die von Fett mit neun und addiert die Zahlen. Dann dividiert man die Kalorien aus den Kohlenhydraten durch die Gesamtkalorien des Lebensmittels, um den Prozentanteil zu bestimmen. Die gleiche Rechnung wird mit Eiweiß und Fett aufgestellt.

Zur Verdeutlichung ein Beispiel:

ERDBEER-SHAKE

(aus den Turbo-Programm-Frühstücken, Plan C)

300 g frische oder gefrorene Erdbeeren

180 ml kaltes Wasser

20 g Molkeneiweißpulver

1 EL Fruchtzucker

2 ⅓ EL Mandeln

Das Nährwertprofil des Erdbeer-Shake nach Plan C sieht so aus:
Gesamtkalorien: 265
Kohlenhydrate: 27 Gramm, Eiweiß: 19 g, Fett: 9 g

Wie bereits erläutert, bestimmt man die Kalorien eines Lebensmittels, indem man die Grammmenge der Kohlenhydrate und des Eiweiß mit vier und die Grammmenge des Fetts mit neun multipliziert und die Ergebnisse addiert. Dann teilt man die Kohlenhydratkalorien durch die Gesamtkalorien, um den Prozentanteil der Kalorien zu ermitteln. Das Gleiche führt man mit Eiweiß und Fett durch.

Beim Erdbeer-Shake nach Plan C entspricht das Verhältnis:

Kohlenhydrate: 27 g × 4 = 108 Kohlenhydratkalorien

108 ÷ 265 Gesamtkalorien

= 0,41 (41 % Kohlenhydrate)

Eiweiß: 19 g × 4 = 76 Eiweißkalorien

76 ÷ 265 Gesamtkalorien

= 0,29 (29 % Eiweiß)

Fett: 9 g × 9 = 81 Fettkalorien

81 ÷ 265 Gesamtkalorien

= 0,31 (31 % Fett)

265 = Gesamtkalorien

Wie Sie sehen können, enthält der Erdbeer-Shake Kohlenhydrate, Eiweiß und Fett im Verhältnis von 40-29-31.

Das ist zwar nicht exakt 40-30-30, aber die Faustregel lautet: *Nah dran ist gut genug.* Manchmal wird das Verhältnis tatsächlich 40-30-30 betragen, manchmal aber auch 41-31-28, 42-29-29 oder auch 39-32-29 usw. Es geht nur darum, dass es funktioniert! Die Speisen variieren ebenso wie die Mengen. Die Mahlzeiten müssen nicht exakt nach Rezept zubereitet werden, um zu funktionieren. Das ist ja gerade das Schöne an der Anti-Fett-Formel. Nah dran ist uns gut genug!

Jetzt, wo Sie verstanden haben, wie man das Verhältnis von 40-30-30 einer Mahlzeit berechnet, sind Sie nicht froh, dass wir Ihnen die Arbeit abgenommen haben? Üben Sie mit unseren Rezepten. Wählen Sie Ihre Lieblingsspeisen und messen Sie sie anfangs bei der Zubereitung aus, um eine Vorstellung von den Portionsgrößen zu bekommen. Später brauchen Sie nichts mehr abzumessen, Sie werden es einfach im Gefühl haben.

KAPITEL VIER

BEWERTUNG DER KOHLENHYDRATE

Es ist allgemein bekannt, dass einfache Kohlenhydrate wie Zucker nicht gerade empfehlenswert sind, weil sie einen plötzlichen Anstieg des Blutzuckerspiegels verursachen, dem kurz darauf ein ebenso plötzliches Absinken folgt, das einen schläfrig, gereizt und mit einem Heißhunger auf noch mehr Zucker zurücklässt. Nun haben wir aber gelernt, dass komplexe Kohlenhydrate wie Brot und Kartoffeln langsamer aufgespalten werden, sodass die Energie auch langsamer und gleichmäßiger freigesetzt wird. Seit der Einführung des glykämischen Index wissen wir allerdings, dass diese Sicht der Dinge nicht ganz richtig ist.

Der glykämische Index ist ein numerisches System, das angibt, wie schnell Kohlenhydrate in den Kreislauf gelangen. Die glykämische Bewertung von Kohlenhydraten wurde erstmals Anfang der 1980er-Jahre eingeführt. Zu dieser Zeit ging man davon aus, dass Glukose den Blutzuckerspiegel am schnellsten erhöht und daher wurde sie mit 100 bewertet. Als

1990 allerdings weitere Lebensmittel untersucht wurden, erhielten sie eine höhere Bewertung. Um dies zu verdeutlichen, haben wir eine kleine Beispielliste mit kohlenhydrathaltigen Lebensmitteln von sehr niedrigem bis zu sehr hohem glykämischen Index zusammengestellt.

Lebensmittel mit sehr hohem glykämischem Index (113–150)

Maltose (Malzzucker)

Instantreis

Ofenkartoffeln

Datteln

Schmalzgebäck

die meisten Frühstückscerealien (Cornflakes, Schokopops, etc.)

Laugenbrezeln

Reiswaffeln

Lebensmittel mit hohem glykämischem Index (76–112)

Weißbrot

Haushaltszucker

Honig

Rosinen

Wassermelonen

Bananen

Popcorn

Möhren

Reis

Mais

Lebensmittel mit mittlerem glykämischem Index (40–75) ·

Nudeln

Orangen

Birnen

Äpfel

Weintrauben

Süßkartoffeln

Kichererbsen

Lebensmittel mit niedrigem glykämischem Index (0–39)

Milch

Haferflocken

Spargel

Brokkoli

Linsen

Grapefruits

Naturjoghurt

Gerste

Fruktose (Fruchtzucker)

Kirschen

Nüsse und Samen

Aus der Liste lässt sich erkennen, dass Cerealien, Laugenbrezeln und Reiswaffeln den Blutzucker schneller erhöhen als Weißbrot. Rosinen, Popcorn, Möhren, Reis und Mais sind allesamt hoch eingestuft. Die meisten Früchte und Gemüse besitzen einen mittleren bis niedrigen glykämischen Index. Sie sind unbearbeitet, arm an Stärke und reich an Ballaststoffen.

Fruktose ist eine Zuckerart mit sehr niedrigem glykämischem Index. Sie ist süßer als Zucker, sieht aus wie raffinierter Zucker und ist in Reformhäusern und Drogeriemärkten erhältlich. Wir verwenden sie bei vielen Rezepten wie zum Beispiel unseren Desserts. Nüsse haben einen sehr niedrigen glykämischen Index, da sie neben Kohlenhydraten auch Eiweiß und reichlich Fett enthalten.

Diese Liste bedeutet nicht, dass Sie jetzt völlig auf Lebensmittel mit hohem oder sehr hohem glykämischem Index verzichten sollen. Die glykämische Bewertung beruht auf der Annahme, dass das kohlenhydrathaltige Lebensmittel für sich alleine gegessen wird. Wenn solche Lebensmittel aber zusammen mit Eiweiß und Fett gegessen werden, stellt sich die glykämische Wirkung der Mahlzeit ganz anders dar. Eiweiß und Fett verlangsamen die Verdauung von Kohlenhydraten, sodass die Glukose nur in den Kreislauf tröpfelt. So wird die glykämische Wirkung verringert und der Blutzuckerspiegel bleibt stabil. Daher würde ein Weißbrot ohne Belag oder ein Brot mit Marmelade den Blutzuckerspiegel stark anheben. Aber ein Sandwich mit aufgeschnittener Putenbrust, Salat, Tomate und Avocado löst eine langsamere glykämische Reaktion aus, wird langsamer verdaut und gewährleistet einen gleich bleibenden Blutzuckerspiegel.

Das meiste Obst, mit Ausnahme von Bananen und Trockenobst, besitzt bereits einen niedrigen bis mittleren glykämischen Index. Zusammen mit Magerquark und Nüssen aber bietet das Obst eine noch bessere Kontrolle des Blutzuckers. Die meisten frischen Gemüse, mit Ausnahme von Möhren, Mais und Kartoffeln, besitzen einen niedrigen bis mittleren glykämischen Index. Zusammen mit Eiweiß und Fett gegessen, gewährleisten sie ebenfalls eine bessere Kontrolle des Blutzuckers. Aus diesem Grund verwenden wir bei dem 3-Wochen-Turbo-Programm vorwiegend Obst und Gemüse mit mittlerem bis niedrigem glykämischen Index.

Interessant ist in diesem Zusammenhang, dass Frühstückscerealien, Ofenkartoffeln, Brezeln, Nudeln, Bananen und Möhren allesamt Lebensmittel mit hohem glykämischem Index sind. Dabei haben uns doch Ernährungsexperten über Jahre hinweg Cerealien mit einer Banane zum Frühstück, eine gebackene Kartoffel zum Mittagessen und Möhrensticks und Brezeln als Snack empfohlen. Kein Wunder, dass diese kohlenhydratreichen, fettarmen Diäten nicht wirken!

Die Anti-Fett-Formel nutzt die perfekte Mischung aus Kohlenhydraten, Eiweiß und Fett, um den Blutzuckerspiegel zu kontrollieren. Indem wir die glykämische Bewertung der kohlenhydrathaltigen Lebensmittel bei der Zusammenstellung der Mahlzeiten zum Maßstab genommen haben, haben wir Ihnen bereits die gesamte Arbeit abgenommen. Die Mahlzeiten des Turbo-Programms enthalten nur Kohlenhydrate mit niedriger bis mittlerer glykämischer Einstufung, um eine genaue Kontrolle des Blutzuckerspiegels zu ermöglichen. Die regulären Anti-Fett-Formel-Mahlzeiten bieten dagegen eine noch größere Vielfalt an Kohlenhydraten von niedrigem bis hohem glykämischem Index, damit Sie weiterhin Gewicht verlieren oder aber auch Ihr Gewicht halten können.

Ab Seite 217 finden Sie eine Liste mit Nährwerten und glykämischen Indices verschiedenster Lebensmittel.

KAPITEL FÜNF

MIT SPORT SCHNELLER ANS ZIEL

Sport verbrennt Kalorien, erhöht den Stoffwechsel, festigt und baut Muskelgewebe auf und verbessert die Gesundheit von Herz und Kreislauf. Mit Sport fühlt man sich einfach besser, gesünder und fitter. Aber die eigentliche Macht des Sports liegt in seiner Wirkung auf den Hormonhaushalt. Wenn Sie Sport treiben, senken Sie Ihren Insulinspiegel (das Fett speichernde Hormon), erhöhen den Glukagonspiegel (das Fett verbrennende Hormon) und setzen das menschliche Wachstumshormon frei, das Körpergewebe aufbaut und repariert.

Die Wirkung dieser machtvollen Hormone kann Ihre Fähigkeit zur Fettverbrennung dramatisch steigern, während Sie Gewicht verlieren und Ihre Muskulatur straffen oder auch aufbauen.

Einer der größten Fehler bei der Sporternährung wird bei der Frage gemacht, welchen Treibstoff die Muskeln bevorzugen: Glukose oder Fett. Die meisten so genannten Experten werden Ihnen sagen, es sei Glukose, aber das ist nicht wahr. Jüngste Forschungsergebnisse haben gezeigt, dass

Muskeln zur Energiegewinnung statt Glukose bevorzugt Fett verbrennen. Außerdem bietet Fett mehr als das Doppelte an Energie pro Gramm als Glukose. Fett enthält neun Kalorien pro Gramm, während Glukose nur vier Kalorien liefert.

Wenn Sie zu viele Kohlenhydrate vor dem Sport essen, steigt der Blutzuckerspiegel stark an und stimuliert damit die Ausschüttung von Insulin, sodass der Körper gezwungen wird, Glukose als Energielieferant für die Anstrengung zu verbrennen, und kaum eingelagertes Körperfett nutzen kann. Wenn Sie aber etwa eine halbe Stunde vor dem Sport einen ausgewogenen Snack zu sich nehmen, ist der Blutzuckerspiegel ausgewogen und es wird Glukagon ausgeschüttet, das seinerseits Körperfett zur natürlichen Verbrennung freisetzt. Wenn Ihre Ernährung vor dem Sport ausgewogen und Ihr Blutzucker stabil ist, können Sie während der ganzen Zeit Fett als Hauptenergiequelle verbrennen und sehen bald die ersten beeindruckenden Resultate.

Wir haben mit tausenden von Kunden in unserer Klinik in Kirkland, Washington, gearbeitet. Das BioSyn Human Performance Center war die erste Ernährungsklinik der Welt, die die 40-30-30-Formel angewendet hat. Sie liegt direkt neben einem großen Sportklub mit über 30 000 Mitgliedern. Als wir eröffneten, luden wir die Aerobiclehrer und Privattrainer zu einer Präsentation der 40-30-30-Ernährung ein. Zu dieser Zeit ernährten sich alle kohlenhydratreich, aber wir konnten die Mitarbeiter des Klubs überzeugen, unseren Ernährungsplan einen Monat lang zu befolgen. Sie brauchten nur wenige Wochen, bis sie die dramatischen Veränderungen in Körperfettanteil, Energiehaushalt und Muskelaufbau bemerkten, und sie schickten ihre Kunden zu hunderten zu uns. Eine der Frauen werden wir nie vergessen. Sie nahm sechsmal in der Woche am Aerobickurs für Fortgeschrittene teil. Jeden Nachmittag, pünktlich fünf Minuten vor Kursbeginn, kam sie in den Raum und aß dabei eine Banane. Wenn sie eine Stunde später wieder ging, trank sie ebenso regelmäßig einen Kohlenhydratdrink für Sportler. Das Problem an der Sache: Ihr Körper hat sich nie verändert.

Eines Tages überredete ihr Aerobictrainer sie, einfach mal interessehalber bei uns vorbeizuschauen. Sie wog 76 kg und ihr Körperfettanteil betrug 38 % – deutlich zu viel bei all dem Sport. Wir erklärten ihr unser Programm und nach 20 Minuten brach sie in Tränen aus. Schockiert fragten wir sie nach dem Grund. Sie erzählte uns, sie fühle sich einfach fürchterlich. Sie hatte alles getan, was ihr Trainer ihr empfohlen hatte: Sie trainierte sechsmal die Woche, aß kaum Fett und nur Kohlenhydrate, und trotzdem hatte sie noch kein einziges Pfund abgenommen. Sie weinte: »Die ganze harte Arbeit und alles was ich verbrannt habe, sind Bananen!«

Innerhalb von nur 20 Minuten hatte sie verstanden, dass die Kohlenhydrate der Banane, die sie vor dem Kurs aß, ihren Blutzuckerspiegel in die Höhe getrieben hatten. Der größte Teil ihrer sportlichen Anstrengung ging dafür drauf, anstelle von Körperfett die überschüssige Glukose der Banane zu verbrennen. Und als dann schließlich der Blutzucker durch den Sport niedrig genug war, um endlich Fett verbrennen zu können, trank sie die flüssigen Kohlenhydrate und schon wieder schoss ihr Blutzucker in die Höhe und der Körper schüttete Insulin aus. Der ganze Teufelskreis aus Fetteinlagerung und Zuckerverbrennung ging von vorne los. Jetzt verstand sie endlich, warum der Sport bei ihr keine Resultate zeigte. Sie sabotierte buchstäblich ihre eigenen Bemühungen mit einer kohlenhydratreichen Ernährung.

Schon bald stellten sich bei ihr die unglaublichen Erfolge des 40-30-

30-Turbo-Programms ein. Sie behauptete sogar, dass sich ihr Körper schon am nächsten Tag alleine dadurch veränderte, dass sie ihre Snacks vor und nach dem Sport änderte. Und das stimmte auch. Wenn die richtige Zusammensetzung aus Kohlenhydraten, Eiweiß und Fett in den Blutkreislauf gelangt, ist der Blutzuckerspiegel ausgewogen und die Produktion von Glukagon wird stimuliert – dem Hormon, das Fett verbrennt und die Energieversorgung gleichmäßig hoch hält. Endlich zeigte der Sport die erwarteten Resultate.

WARUM SPORT?

Wir erhalten sehr oft Fragen zum Thema Sport. Die drei häufigsten lauten:

1. *Muss ich Sport treiben, damit die Anti-Fett-Formel wirkt?* Die Antwort darauf lautet Nein. Sie *müssen* keinen Sport treiben, um Erfolg mit der Anti-Fett-Formel zu haben, aber Jeder *sollte* Sport treiben. Wir haben mit hunderten von Menschen gearbeitet, die entweder aus freien Stücken oder aus gesundheitlichen Gründen keinen Sport getrieben haben, und trotzdem abnahmen und mehr Energie gewinnen konnten. Aber auch wenn sie nicht Sport treiben müssen, um mit der Anti-Fett-Formel Erfolg zu haben, so empfehlen wir es doch sehr. Selbst mit ein wenig Sport können Sie noch bessere Ergebnisse erzielen.

2. *Wieviel Sport soll ich treiben?* Experten empfehlen für beste Ergebnisse drei- bis fünfmal die Woche 20–60 Minuten Sport am Stück. Eigentlich gibt es gar keine richtige oder falsche Menge, zu viel Sport ist jedoch auch nicht gesund. Die Forschung hat gezeigt, dass einige Aktivitäten das Immunsystem stärken, zu viel Sport aber die Immunabwehr unterdrückt. Es empfiehlt sich, auf diese drei Ziele hin zu trainieren: kardiovaskuläre Belastbarkeit (Belastbarkeit des Herz-Kreislauf-Systems), Kraft und Muskelbelastbarkeit und Beweglichkeit. Am besten denkt man einfach an den Werbeslogan eines Sportschuhherstellers: »Just do it!« – Tun Sie's einfach!

3. *Welcher Sport ist am besten?* Die Forschung zeigt, dass man aerobe und anaerobe Übungen mit Dehnübungen kombinieren sollte, um die besten Resultate zu erzielen.

Aerobes Training stärkt die kardiovaskuläre Belastbarkeit. Dazu zählen Schwimmen, schnelles Gehen, Jogging, schnelles Rad fahren, Aerobic, stationäre Maschinen wie Laufbänder, Ski fahren und Sportarten wie Tennis, Fußball, Hockey und Basketball.

Anaerobes Training entwickelt Stärke und Muskelbelastbarkeit. Dazu zählen Gewichtsübungen entweder mithilfe des eigenen Körpers wie Liegestütze und Kniebeugen oder mithilfe von Hanteln oder Kraftmaschinen.

Dehnübungen fördern die Beweglichkeit und sollten fester Bestandteil jeder sportlichen Übung sein. Am besten macht man diese Übungen nach dem Sport, da die Muskeln dann warm und weniger anfällig für Verletzungen sind. Das Dehnen kann Muskelkater verhindern und erhöht Stärke und Flexibilität, während es gleichzeitig die angestrengten Muskeln entspannt. Es erhöht auch die Beweglichkeit der Gelenke und reduziert damit das Risiko von Zerrungen, Muskelfaserrissen oder gar Abrissen. Besonders in zunehmendem Alter ist das Dehnen wichtig, um die Sehnen zu kräftigen.

DIE 40-30-30-SPORT-FORMEL

Wir haben eine neue Herangehensweise an den Sport entwickelt, die wir die 40-30-30-Sport-Formel nennen. Sie ist einfach, von Jedem anzuwenden und macht Spaß. Beginnen Sie, unabhängig von Ihrer bevorzugten Sportart, indem Sie festlegen, wie viel Zeit Sie in der Woche für Sport erübrigen können, und wie Ihr Ziel aussieht. Wenn Sie im Moment überwiegend aerob trainieren, reservieren Sie 40 % Ihres Trainings für aerobe Übungen, 30 % für anaerobe Übungen und 30 % für Dehnübungen. Wenn es Ihnen aber wichtiger ist, Muskeln aufzubauen, stellen Sie Ihr Training aus 40 % anaeroben Übungen, 30 % aeroben Übungen und 30 % Dehnübungen zusammen.

EINIGE ÜBUNGSBEISPIELE

Der Schwerpunkt der folgenden Beispielübungen liegt auf aeroben Übungen. Die hier aufgeführten Sportarten sind nur Beispiele. Beginnen Sie mit einer Übung, mit der Sie sich wohl fühlen. Wenn Sie meinen, dass es an der Zeit für eine höhere Stufe ist, erhöhen Sie die Gesamtdauer und -intensität des Trainings.

ANFÄNGERSTUFE

Für einen Anfänger sind 20 Minuten am Stück drei- bis fünfmal die Woche ein geeignetes Ziel. Gehen Sie acht Minuten lang schnell (aerob), trainieren Sie sechs Minuten lang den Oberkörper mit Gewichten (anaerob) und dehnen Sie sich sechs Minuten lang. Die Gewichtsübungen können einfache Armbeuge- oder seitliche Hebeübungen mit einer vollen Konservendose in jeder Hand oder mit leichten Hanteln (1–1,5 kg) sein.

GEHOBENE ANFÄNGERSTUFE

Auf der gehobenen Anfängerstufe sind 40 Minuten am Stück vier- bis fünfmal die Woche ein geeignetes Ziel. Verbringen Sie 16 Minuten mit schnellem Gehen, Schwimmen oder auf dem Heimtrainer (aerob), heben Sie zwölf Minuten lang Gewichte (anaerob) und machen Sie zwölf Minuten lang Dehnübungen.

GEHOBENE STUFE

Auf der gehobenen Stufe sind 50 Minuten am Stück fünfmal die Woche ein geeignetes Ziel. Verbringen Sie 20 Minuten mit schnellem Gehen, Schwimmen oder an Trainingsmaschinen (aerob), heben Sie 15 Minuten lang Gewichte oder machen Sie Liegestütze oder Hocksprünge (anaerob) und machen Sie 15 Minuten lang Dehnübungen.

FORTGESCHRITTENE STUFE

Auf dieser Stufe sind 60 Minuten am Stück fünfmal die Woche ein geeignetes Ziel. Verbringen sie 24 Minuten mit schnellem Gehen, Schwimmen oder auf schwer eingestellten Trainingsmaschinen (aerob), heben Sie 18 Minuten lang Gewichte, verwenden Sie Kraftmaschinen oder machen Sie Liegestütze und Hocksprünge (anaerob) und machen Sie 18 Minuten lang Dehnübungen.

Konsultieren Sie Ihren Arzt, bevor Sie Ihren Lebensstil grundlegend verändern. Er kann Ihren gegenwärtigen Gesundheitszustand überprüfen und Sie bei Veränderungen in Ihrer sportlichen Aktivität und Ernährung beraten.

KAPITEL SECHS

DIE ANTI-FETT-FORMEL HILFT NICHT NUR BEIM ABNEHMEN

Die Anti-Fett-Formel ist ein individuell abgestimmtes, ausgewogenes Ernährungsprogramm für das ganze Leben. Warum sollen wir Medikamente zum Schutz vor Gesundheitsrisiken nehmen, wenn eine ausgewogene Ernährung ohne Nebenwirkungen den gleichen Schutz gewährt?

Es ist bekannt, dass ein erhöhter Insulinspiegel im direkten Zusammenhang mit einer Vielzahl von Erkrankungen wie Bluthochdruck, erhöhten Blutfettwerten, Diabetes vom Typ II und Fettleibigkeit steht. Ein erhöhter Insulinspiegel kommt hauptsächlich durch eine unausgewogene Ernährung zustande. Die Anti-Fett-Formel gibt Ihnen die Mittel an die Hand, Ihren Insulinspiegel mit der Nahrung, die Sie zu sich nehmen, zu steuern. Sie ist der Weg zu einem langen, gesunden Leben.

VERBESSERTE GEHIRNFUNKTION

Ihr Gehirn benötigt einen beständigen Nachschub an Glukose. Wenn der Blutzucker aus dem Gleichgewicht gerät, leidet die Konzentrationsfähigkeit und das Gehirn kann nicht ordentlich funktionieren.

Indem die Anti-Fett-Formel das Ungleichgewicht des Blutzuckerhaushalts behebt, verbessert sie die Konzentrations- und die allgemeine Leistungsfähigkeit des Gehirns.

GEISTIGE GESUNDHEIT

Damit Sie auch geistig gesund bleiben, muss Ihre Ernährung Sie mit ausreichend Eiweiß versorgen. Eiweiß liefert Aminosäuren, die Bausteine für die äußerst wichtigen Botenstoffe (Neurotransmitter) des Gehirns.

BESSERER SCHLAF

Über die Jahre hinweg haben wir von hunderten von Menschen gehört, deren Schlafverhalten sich durch die 40-30-30-Formel deutlich verbessert hat. Sie schlafen tatsächlich tiefer und wachen morgens leichter und erfrischter auf.

Viele Menschen haben Probleme mit dem Einschlafen oder Durchschlafen und wachen morgens benommen auf, nachdem sie vor dem Zubettgehen noch einen kohlenhydrathaltigen Imbiss zu sich genommen haben. Solche Mahlzeiten und Snacks treiben Blutzucker und Insulin in die Höhe und das resultierende Ungleichgewicht stört den Schlafrhythmus. Die Anti-Fett-Formel hält den Blutzuckerhaushalt im Gleichgewicht und fördert damit den gesunden Schlaf.

WEIBLICHE HORMONE

Frauen, die vor oder während der Menstruation Heißhunger auf Kohlenhydrate haben oder die unter Stimmungsschwankungen, Kopfschmerzen, Krämpfen und Wassereinlagerungen leiden, sollten einen kritischen Blick auf ihre Ernährung werfen.

Für viele Frauen ist die Anti-Fett-Formel der erste wirkungsvolle Schritt zu einem ausgeglichenen Blutzucker- und Insulinhaushalt und einen gesunden Hormonspiegel.

DIABETES

Mediziner weisen in einer der neueren Ausgaben des *New England Journal of Medicine* darauf hin, dass eine strenge Kontrolle der Kohlenhydrate und Ballaststoffe in der Ernährung den gleichen Effekt auf den Glukosespiegel hat wie Medikamente, die den Blutzuckerspiegel steuern sollen.

Die Anti-Fett-Formel hält den Blutzuckerspiegel stabil und kontrolliert dadurch den Bedarf des Körpers an Insulin. Das kann nicht nur Diabetikern dabei helfen, ihren Blutzucker auf natürliche Weise zu kontrollieren, sondern auch das Risiko einer Erkrankung für Gesunde reduzieren.

Sprechen Sie vor einer Ernährungsumstellung auf jeden Fall mit Ihrem Arzt darüber.

HYPOGLYKÄMIE

Hypoglykämie ist eine Reaktion auf zu viele Kohlenhydrate in einer Mahlzeit. Der Blutzuckerspiegel schießt in die Höhe und der Insulinausstoß wird erhöht, um ihn wieder zu senken. Bei vielen Menschen sinkt der Spiegel aber zu stark ab und es stellen sich Symptome einer Unterzuckerung ein.

Die Anti-Fett-Formel erhält den Blutzuckerspiegel zwischen den Mahlzeiten stabil und hilft so, Hypoglykämie zu vermeiden.

HOHER BLUTDRUCK

Ein hoher Glukosespiegel führt zu einem verstärkten Ausstoß von Insulin. Ein erhöhter Insulinspiegel verursacht negative hormonelle Reaktionen, die zu einem Zusammenziehen der Blutgefäße und damit zu erhöhtem Blutdruck führen.

Die Anti-Fett-Formel hilft den Blutzuckerspiegel zu stabilisieren und damit den Insulinausstoß zu kontrollieren. Dadurch werden positive hormonelle Reaktionen ausgelöst, dank derer die Blutgefäße geweitet werden und der Blutdruck gesenkt wird.

HOHER CHOLESTERINSPIEGEL

Zu hohe Cholesterinwerte werden mit einem zu hohen Insulinspiegel (Hyperinsulinämie) in Zusammenhang gebracht. Die Hyperinsulinämie stimuliert ein Hormon im Körper, das die Produktion von Cholesterin in der Leber anregt. Indem man also das Insulin kontrolliert, kann man auch den Cholesterinspiegel senken.

ERNÄHRUNG ALS KRANKHEITSSCHUTZ

Der Satz »man ist, was man isst« macht durchaus Sinn. Viele Menschen, die sich mangelhaft ernähren, leiden unter einem schwachen Immunsystem. Eine unausgewogene Ernährung löst schädliche hormonelle Reaktionen im Körper aus, die die Immunabwehr schwächen und die Anfälligkeit für Krankheiten und Infektionen erhöhen. Eine ausgewogene Ernährung stärkt dagegen die Immunabwehr und wirkt wie eine Versicherung gegen Krankheit.

HYPERAKTIVITÄT

Wir haben festgestellt, dass viele hyperaktive Kinder viel zu viele Kohlenhydrate und zu wenig Eiweiß zu sich nehmen. Diese Ernährung treibt den Blutzuckerspiegel in die Höhe und als Reaktion darauf steigt der Insulinspiegel an, um den Blutzucker wieder zu senken. Fällt der Blutzucker zu tief, werden die Kinder reizbar und leiden unter Symptomen von Hungergefühl, Konzentrationsverlust und geringer Leistungsfähigkeit. Kohlenhydratreicher Ernährung fehlt es zudem an Eiweiß. Eiweiß liefert die für einen gesunden Körper und ein leistungsfähiges Gehirn wichtigen Aminosäuren.

Die Anti-Fett-Formel bietet auch Kindermahlzeiten. Diese helfen dabei, den Blutzuckerspiegel auszubalancieren, liefern Aminosäuren, Fettsäuren und genügend Glukose für das Gehirn, fördern die Konzentration und halten Hunger und Stimmungsschwankungen im Zaum.

FETTLEIBIGKEIT BEI KINDERN

Die Zahl von teilweise stark übergewichtigen Kindern und Teenagern steigt ständig. Viele verbringen jeden Tag viele Stunden vor dem Fernseher oder Computer. Inaktivität und kohlenhydratreiches Fastfood sind die Hauptursachen für das Übergewicht. Bei Pommes frites und Kartoffelchips als »Lieblingsgemüse« erstaunt es nicht, dass bei Kindern die Erkrankung an Diabetes vom Typ II in nie gekanntem Ausmaß zunimmt.

Die Anti-Fett-Formel ist nicht nur für Erwachsene geeignet; jeder kann von einer ausgewogenen Ernährung profitieren, auch Kinder.

MUSKELAUFBAU

Auch wenn die meisten Menschen darum kämpfen, Gewicht zu verlieren, haben einige wenige Probleme damit, Muskeln aufzubauen. Egal, was sie essen, sie bleiben dünn wie eine Bohnenstange. Die Anti-Fett-Formel hilft auch beim Aufbau magerer Muskelmasse, indem sie alle Nährstoffe in ausreichender Menge liefert. Der Blutzuckerspiegel wird stabilisiert, das Insulin kontrolliert und der Glukagonausstoß erhöht. Das menschliche Wachstumshormon wird durch Krafttraining stimuliert. Durch die Ausschüttung von Glukagon und des Wachstumshormons kann der Körper mit dem Aufbau magerer Muskelmasse beginnen.

KAPITEL SIEBEN

WARUM DIE MEISTEN DIÄTEN VERSAGEN

Schon seit Jahren versprechen uns hunderte von Diäten ein erfolgreiches Abnehmen. Es gibt viele Gründe, warum das nicht funktioniert. Einige offensichtliche sind im Folgenden aufgeführt.

1. Die meisten Diäten sind nicht ausgewogen.

Sie empfehlen Lebensmittel, die die falschen hormonellen Reaktionen für Fettverbrennung und Gewichtsverlust auslösen. Bei jeder Mahlzeit reguliert das Gleichgewicht von Kohlenhydraten, Eiweiß und Fett die Hormone, die Fett verbrennen oder auch im Körper einlagern.

2. Die meisten Diäten sind nicht individuell abgestimmt.

Sie scheren alle über einen Kamm. Wir sind nun aber einmal alle Individuen mit ganz individuellen Ernährungsbedürfnissen. Eine Diät, bei der Sie essen dürfen, so viel oder so wenig Sie wollen, ohne Portionsgrößen vorzugeben, lässt Ihre spezifischen Bedürfnisse außer Acht.

3. Die meisten Diäten sind nicht einfach zu befolgen.

Sie sind viel zu streng und schwierig durchzuhalten und eignen sich mit Sicherheit nicht für das ganze Leben. Damit ein Diätprogramm funktionieren kann, muss es einfach zu befolgen sein und detaillierte Speisepläne zur Verfügung stellen, die genau auflisten, was man essen darf. Die Speisen müssen appetitlich sein, die Diät muss verständlich sein und sie sollte sich für die ganze Familie eignen.

VERSCHIEDENE DIÄTEN IM EINZELNEN

Über die Jahre hinweg haben wir tausenden von Menschen bei der Anwendung der 40-30-30-Formel geholfen. Wir haben mit allen möglichen Menschen zusammengearbeitet, die zu uns kamen, weil jede andere Diät versagt hat. Um Ihnen zu verdeutlichen, warum die Anti-Fett-Formel funktioniert und warum die meisten Diäten versagen, haben wir die bekanntesten aufgelistet und nennen die Gründe für ihr Versagen.

EIWEISS-DIÄTEN

Bei Eiweiß-Diäten nehmen Sie hauptsächlich Eiweiß zu sich und schränken die Aufnahme von Kohlenhydraten ein. Es mag sich zwar bei Vielen ein gewisser Erfolg einstellen, aber es gibt zahlreiche Nebenwirkungen und das Langzeitergebnis ist mager. Hier einige wenige Gründe, warum Eiweiß-Diäten versagen müssen:

• Eiweiß-Diäten liefern zu wenig Kohlenhydrate. Jede Ernährung, die weniger als 100 Gramm Kohlenhydrate am Tag bietet, kann zu einem Ungleichgewicht des Blutzuckerspiegels und zu Ketose führen (siehe auch Seite 39).

• Eiweiß-Diäten enthalten viel zu viel Eiweiß und Fett. Sie sind nicht nur nicht ausgewogen, sie bieten auch keinerlei Kontrolle der Portionsgrößen und erlauben Ihnen stattdessen, so viel Eiweiß zu essen, wie Sie wollen. Dieses kann außerdem überschüssiges Fett enthalten. Nun werden aber überschüssige Eiweißkalorien in Fett umgewandelt und eingelagert. Ein weiterer, wenig bekannter Umstand ist der, dass überschüssige Eiweiß- und Fettkalorien die Ausschüttung des Fettspeicherhormons Insulin stimulieren, wie dies auch bei überschüssigen Kohlenhydraten der Fall ist.

• Eiweiß-Diäten sind viel zu einengend und zu schwierig zu befolgen. Nach nur wenigen Tagen Völlerei mit fettigem Fleisch beginnen Sie von den verbotenen Kohlenhydraten zu träumen. Eiweiß-Diäten können sehr schwer zu befolgen sein und eignen sich deshalb bestimmt nicht für die ganze Familie.

FETTARME DIÄTEN

Fettarme Diäten ermuntern in der Regel, so viele fettarme oder fettfreie Kohlenhydrate zu essen, wie Sie wollen, und verbieten die Aufnahme angemessener Mengen an gesundem Eiweiß und Fett. Man kann sie auch als kohlenhydratreiche Diäten bezeichnen. Hier sind nur einige Gründe, warum fettarme/kohlenhydratreiche Diäten versagen müssen:

• Fettarme/kohlenhydratreiche Diäten enthalten viel zu viele Kohlenhydrate und ungenügende Mengen an Eiweiß und essenziellen Fettsäuren.

• Kohlenhydratreiche Diäten sind viel zu restriktiv und schwierig zu befolgen. Durch die Einschränkung vieler gesunder Arten von Eiweiß und Fett sind diese Diäten fade, langweilig und schwer durchzuhalten.

KALORIENARME DIÄTEN

Kalorienarme Diäten funktionieren nachgewiesenermaßen nicht. Sie sollten nur unter medizinischer Aufsicht und auch dann nur kurzfristig durchgeführt werden. Hier sind nur einige Gründe, warum kalorienarme Diäten versagen müssen:

• Kalorienarme Diäten liefern von allen essenziellen Nährstoffen viel zu wenig. Nicht nur Kohlenhydrate, Eiweiß und Fett sind in ungenügender Menge enthalten, auch Vitamine und Mineralstoffe werden dem Körper nicht in ausreichenden Mengen zugeführt.

• Kalorienarme Diäten können gefährliche Essgewohnheiten nach sich ziehen, da sie auf extreme Maßnahmen setzen. Bei der Rückkehr zu einer normalen Ernährung treten in der Regel dramatische Wassereinlagerungen, verbunden mit rapider Gewichtszunahme, auf. Kalorienarme Diäten kontrollieren die Portionsgröße nicht und eignen sich mit Sicherheit nicht für das ganze Leben.

TRENNKOST

Trennkost-Diäten verbieten die gleichzeitige Einnahme bestimmter Lebensmittel. Sie erlauben oft nur Obst zum Frühstück und untersagen die gleichzeitige Einnahme von Kohlenhydraten und Eiweiß. Hier sind nur einige der Gründe, warum diese Art von Diät versagen muss:

• Trennkost-Diäten können zu viele Kohlenhydrate liefern. Wenn das Frühstück nur aus Obst besteht, kann der Blutzucker in die Höhe schießen und die Ausschüttung von Insulin stimulieren, um ihn wieder zu senken. Ein erhöhter Insulinspiegel verhindert eine effiziente Fettverbrennung.

• Trennkost-Diäten können zu wenig Eiweiß liefern.

• Trennkost-Diäten helfen nicht bei der Kontrolle der Portionsgrößen. Typischerweise erlauben diese Diäten, so viel zu essen, wie man mag, solange man den geheimnisvollen Regeln folgt.

• Trennkost-Diäten sind viel zu schwer zu befolgen. Die Regeln sind undurchsichtig, wodurch man zu leicht aufgibt.

ZUCKERFREIE DIÄTEN

Zuckerfreie Diäten untersagen das Essen jeder Art von Zucker oder industriell verarbeiteter Lebensmittel und erlauben nur die »akzeptablen« Lebensmittel. Hier sind nur einige Gründe, warum diese Diäten versagen müssen:

• Zuckerfreie Diäten können zu unausgewogen und zu arm an Kohlenhydraten sein. Viele der empfohlenen Mahlzeiten sind einfach nicht ausgewogen. Bei genauer Analyse unterscheiden sie sich nicht von eiweißreichen, kohlenhydratarmen Diäten und bringen auch dieselben Probleme mit sich.

• Zuckerfreie Diäten sagen nichts über Portionsgrößen aus.

• Zuckerfreie Diäten sind viel zu einschränkend und schwer zu befolgen. Solche Zwangsdiäten müssen einfach versagen. In Wirklichkeit ist an Zucker oder Süßspeisen überhaupt nichts falsch. Eine ausgewogene Mahlzeit sollte Kohlenhydrate, Eiweiß und Fett enthalten, um den Blutzuckerspiegel und den Hormonhaushalt von Mahlzeit zu Mahlzeit zu stabilisieren.

VEGETARISCHE DIÄTEN

Vegetarische Diäten untersagen das Essen tierischer Produkte und erlauben, so viele pflanzliche Lebensmittel zu essen, wie man mag. Es gibt drei Hauptspielarten vegetarischer Diäten:

• Vegane Diäten untersagen alle tierischen Produkte.

• Lakto-vegetarische Diäten untersagen Fleisch und Fisch, gestatten aber Milchprodukte.

• Ovo-lakto-vegetarische Diäten untersagen Fleisch und Fisch, gestatten aber Milch- und Eiprodukte.

Wir empfehlen überzeugten Vegetariern die lakto- oder ovo-lakto-vegetarische Diät. Diese sind weniger restriktiv, was es einfacher macht, angemessene Mengen an hochwertigem Eiweiß zu sich zu nehmen. Viele der Anti-Fett-Formel-Mahlzeiten richten sich nach vegetarischen Richtlinien. Als Vegetarier können Sie die Mahlzeiten abändern und alle unerwünschten Eiweißlieferanten durch Tofu oder Tempeh ersetzen. Hier sind nur einige Gründe, warum vegetarische Diäten versagen müssen:

• Vegetarische Diäten können zu viele Kohlenhydrate enthalten.

• Vegetarische Diäten können zu wenig hochwertige, leicht verdauliche Eiweiße enthalten. Viele Vegetarier glauben, dass die Kombination von Bohnen und Reis ein vollwertiges Eiweiß liefert. Nun bestehen Bohnen und Reis vor allem aus Kohlenhydraten. Sie liefern nur geringe Mengen an Eiweiß. Zu wenig, um den Körper aufzubauen und gesund zu erhalten. Das erklärt, warum so viele Vegetarier, mit denen wir über die Jahre gearbeitet haben, einen so hohen Prozentsatz an Körperfett hatten.

• Vegetarische Diäten können restriktiv und schwer zu befolgen sein. Durch das Verbot vieler gesunder Eiweiße können die kohlenhydratreichen vegetarischen Diäten sehr fade, langweilig und schwer zu befolgen sein.

ROHKOST-DIÄTEN

Rohkost-Diäten erlauben in der Regel alles, solange es nicht gekocht ist. Sie fallen für gewöhnlich unter die veganen (strikt vegetarischen) Diäten. Hier sind nur einige Gründe, warum diese Diäten versagen müssen:

• Rohkost-Diäten können zu viele Kohlenhydrate enthalten, da sie die Zufuhr der meisten tierischen Lebensmittel untersagen.

• Rohkost-Diäten können zu wenig Eiweiß liefern, denn die meisten tierischen Lebensmittel müssen gekocht oder anderweitig verarbeitet werden.

• Rohkost-Diäten lehren nichts über die Kontrolle von Portionsgrößen. Bei diesen Diäten darf man meistens so viel essen, wie man mag, solange es nur roh ist.

• Rohkost-Diäten sind viel zu schwer zu befolgen.

DIÄTPFLASTER, KRÄUTERPILLEN UND DIÄTPILLEN

Programme mit Diätpflastern und Kräuter- und Diätpillen erlauben Ihnen alles zu essen, was Sie wollen, und möchten Ihnen einreden, dass ein spezielles Pflaster, eine Pille oder eine Kräutermischung Ihren Stoffwechsel anregen, sodass Sie alle unerwünschten Pfunde verlieren können. Viele der Pflaster und Pillen haben schwere Nebenwirkungen, können stark abhängig machen sowie das Herz und das zentrale Nervensystem angreifen. Andere sind völlig wirkungslos. Hier sind nur einige Gründe, warum solche Programme versagen müssen:

• Pflaster und Diätpillen stecken meist voller Stimulanzien und Appetitzügler, die den Hunger unterdrücken sollen. Ohne Nahrungszufuhr glaubt Ihr Körper, er würde verhungern, und spart sich sein Fett auf. Der daraus resultierende Gewichtsverlust ist hauptsächlich auf einen Verlust an Muskelmasse und Wasser zurückzuführen und weniger auf einen Verlust an Fett.

• Programme mit Pflastern und Diätpillen lehren nichts über die Kontrolle von Portionsgrößen. Einige ermutigen Sie sogar, alles zu essen, was Sie mögen, solange Sie nur die Zauberpillen nehmen.

• Durch Pflaster und Diätpillen erlernen Sie keine guten Essgewohnheiten.

FETT- UND STÄRKEBLOCKER

Die Entwickler der Pillen, die Fett oder Stärke in Ihrer Nahrung abblocken sollen, möchten Ihnen weismachen, dass Sie damit tatsächlich beim Essen nicht mehr auf überschüssiges Fett oder Stärke achten müssen. Hier sind nur einige Gründe, warum diese Pillen versagen müssen:

• Fett- und Stärkeblocker können hormonelle und ernährungstechnische Ungleichgewichte auslösen. Fettblocker können nicht zwischen hochwertigen und schlechten Fetten unterscheiden. Durch das Abblocken hochwertiger Fette kann es zu einem Mangel an essenziellen Fettsäuren kommen. Außerdem können Sie schlimmstenfalls Probleme mit öligen Körperausscheidungen bekommen.

• Fett- und Stärkeblocker vermitteln nichts über die Kontrolle der Portionsmengen. Diese Diäten ermutigen dazu, so viel zu essen, wie man mag, solange man sich nur an die Einnahme der Medikamente hält.

• Fett- und Stärkeblocker lehren keine guten Essgewohnheiten. Das Beste, was Sie für Ihren Stoffwechsel und die Fettverbrennung tun können, ist zu lernen, wie Sie eine ausgewogene Ernährung einhalten können, die den Blutzucker stabilisiert und die Hormone ausbalanciert.

DIE MEISTEN ANDEREN DIÄTEN

Nahezu jede Art von Diät fällt unter eine der oben aufgeführten Kategorien. Achten Sie also einfach bei der Entscheidung für eine Diät oder ein Ernährungsprogramm darauf, dass jede Mahlzeit eine ausgewogene Mischung aus Kohlenhydraten, Eiweiß und Fett enthält, dass das Programm gezielt auf Ihr Gewicht und Ihre Aktivität abgestimmt werden kann und dass es leicht genug zu befolgen ist.

DIE ANTI-FETT-FORMEL

Die Anti-Fett-Formel ist keine Diät im eigentlichen Sinne, sondern ein ausgewogener Ernährungsplan fürs Leben für Sie und Ihre ganze Familie. Die Anti-Fett-Formel mag am Anfang ein wenig Aufwand erfordern, aber sie ist nicht schwierig. Sie zeigt Ihnen, wie Sie bei jeder Mahlzeit das ausgewogene Verhältnis von 40-30-30 einhalten können. Im Gegensatz zu allen anderen Diäten und Ernährungsprogrammen bietet Ihnen die Anti-Fett-Formel die detaillierten Mahlzeitenplaner A, B, C, D und E, je nach Ihren persönlichen Bedürfnissen. Die Anti-Fett-Formel ist so einfach, dass jeder sie anwenden kann.

- **Die Anti-Fett-Formel ist ausgewogen.**

Die Anti-Fett-Formel verwendet das revolutionäre Ernährungverhältnis 40-30-30 bei jeder Mahlzeit und jedem Snack. Das Verhältnis von 40-30-30 besagt, dass 40 % der Gesamtkalorien aus Kohlenhydraten, 30 % aus Eiweiß und 30 % aus Fett stammen sollen. Die ausgewogene Ernährung und die Kontrolle des Blutzuckerspiegels sind zwei der Gründe, warum die Anti-Fett-Formel so gut funktioniert.

- **Die Anti-Fett-Formel ist individuell abgestimmt.**

Die Anti-Fett-Formel ist ein Ernährungsprogramm, das auf Ihre persönlichen Anforderungen abgestimmt werden kann. Dies ist ein weiterer Grund für den Erfolg. Im Gegensatz zu allen anderen Diät- und Ernährungsprogrammen bietet die Anti-Fett-Formel fünf genauestens auf Ihre persönlichen Anforderungen abgestimmte Mahlzeitenplaner. Was noch wichtiger ist: Dieser persönliche Ansatz zeigt Ihnen, wie Sie die richtige Portionsgröße für Ihre Zwecke bestimmen. Zu viel Essen verlangsamt die Gewichtsabnahme, aber zu wenig Essen verlangsamt den Stoffwechsel und behindert ebenfalls den Gewichtsverlust. Nur eine ausreichende Kalorienzufuhr gewährleistet einen Gewichtsverlust und ein langes, gesundes Leben.

Ein gesunder Ernährungsplan

- *Ausgewogenes Verhältnis von Kohlenhydraten, Eiweiß und Fett*
- *Auf Ihr Gewicht und Ihre Aktivität abgestimmt*
- *Einfach anzuwenden*
- *Für die gesamte Familie geeignet*

- **Die Anti-Fett-Formel ist unkompliziert und bietet exakte Anleitungen.**

Mit der Anti-Fett-Formel haben Sie einen persönlichen Ernährungsberater, der

Ihnen beim Erreichen Ihrer Ziele hilft. Das vollständige Ernährungsprogramm gibt Ihnen alles an die Hand, was Sie brauchen, und sagt Ihnen genau, wie Sie es angehen müssen. Kein Lebensmittel ist verboten, solange es in Maßen und im richtigen Verhältnis gegessen wird.

TEIL ZWEI

DAS 3-WOCHEN TURBO-PROGRAMM

KAPITEL ACHT

JETZT GEHT'S LOS

n den nächsten 21 Tagen werden Sie sich nach dem von uns so genannten Turbo-Programm ernähren. Wenn Sie bisher eine sehr kohlenhydratreiche Diät eingehalten, viel Zucker oder sehr wenig Eiweiß gegessen haben, halten Sie sich bitte eine Woche lang an die normalen Formel-Mahlzeiten, bevor sie mit dem Turbo-Programm beginnen.

Wir haben das Turbo-Programm ursprünglich für Sportler entwickelt, die vor einem Wettkampf »abspecken« mussten. Der Sportler hielt sich sechs Wochen vor dem Wettkampf an das Turbo-Programm und verlor so Körperfett, ohne magere Muskelmasse opfern zu müssen, und konnte weiter Muskeln aufbauen. In nur sechs Wochen war er in Wettkampfform. Die Ergebnisse waren so beeindruckend, dass wir einen weniger einschränkenden Plan für unsere normalen Kunden entwickelten. Unser erstes Buch, *40-30-30 Fat Burning Nutrition*, enthielt Turbo-Programm-Mahlzeiten für nur eine Woche und tausende von Lesern forderten weitere Rezepte. Nach Jahren des Experimentierens haben wir nun das 3-Wochen-Turbo-Programm entwickelt.

Wir haben eine große Vielfalt von Lebensmitteln in den Plan aufgenommen und Familienmenüs, Kinderhits und sogar Desserts entwickelt. Nach drei Wochen mit dem Turbo-Programm können Sie sich entscheiden, weiterzumachen, bis Sie Ihr Wunschgewicht erreicht haben, oder Sie können die Turbo-Programm-Mahlzeiten zusammen mit den normalen Anti-Fett-Formel-Mahlzeiten verwenden. Viele unserer Klienten bleiben einfach bei den Turbo-Programm-Mahlzeiten. Wir verwenden seit 1991 eine Kombination aus beiden. Die Entscheidung liegt ganz bei Ihnen.

Wir legen viel Wert auf eine einfache Handhabung. Starten Sie das 3-Wochen-Turbo-Programm, indem Sie sich einige Frühstücke, einige Mittagessen und einige Snacks aussuchen, die Ihnen zusagen, und lernen Sie, diese nach ihren persönlichen Anforderungen zuzubereiten. Die Menüauswahl ist groß und so angelegt, dass Ihre ganze Familie Spaß daran haben kann.

FÜNF EINFACHE SCHRITTE ZUM ERFOLG

Die Anti-Fett-Formel wirkt unter anderem deshalb so gut, weil sie ein vollständiges und persönliches Ernährungsprogramm ist. Im Gegensatz zu anderen Diät- oder Ernährungsbüchern haben wir fünf verschiedene Mahlzeitenpläne entwickelt, von denen einer garantiert zu Ihren ganz persönlichen Anforderungen von Geschlecht, Gewicht und sportlicher Aktivität passt. Wenn Sie sich an das 40-30-30-Verhältnis von Kohlenhydraten, Eiweiß und Fett halten, hat Ihr Körper tatsächlich keine andere Möglichkeit, als zur Energiegewinnung Fett zu verbrennen.

Um sich den Weg zum Erfolg so einfach wie möglich zu machen, beginnen Sie mit diesen fünf Schritten:

1. Erkennen Sie Ihre Anforderungen.

Wählen Sie den für Ihre Bedürfnisse richtigen Ernährungsplan aus der Auswahltabelle (Seite 61 f.) aus.

2. Suchen Sie sich Ihre Lieblingsmahlzeiten aus.

Schauen Sie sich in Ruhe alle Turbo-Programm-Mahlzeiten an und stellen Sie sich eine Auswahl für Frühstück, Mittagessen, Snack und Abendbrot zusammen, die Ihnen zusagt.

3. Kaufen Sie ein.

Verwenden Sie den Einkaufsführer (ab S. 224) zur Zusammenstellung Ihrer Einkaufsliste. Kaufen Sie alles ein, was Sie benötigen. Einige Zutaten erhalten Sie vermutlich nur im Reformhaus, z. B. Molkeneiweißpulver, Blütenpollen, Leinöl und Erdnussmus.

4. Beginnen Sie mit dem 3-Wochen-Turbo-Programm.

Warten Sie nicht bis nächsten Montag. Fangen Sie heute mit der nächsten Mahlzeit an. Sie werden es kaum fassen können, welche Erfolge Sie schon nach drei Wochen mit dem Turbo-Programm erzielen können. Versuchen Sie sich nicht an eigenen Kreationen, bevor Sie nicht das 3-Wochen-Programm erfolgreich beendet haben. Viele Leute sind frustriert und geben auf, wenn sie versuchen, ihre eigenen Mahlzeiten zu kreieren und an der Mathematik scheitern. Versuchen Sie es nicht gleich am Anfang. Lassen Sie uns Ihre Ernährungsberater für die nächsten 21 Tage sein.

5. Dokumentieren Sie Ihre Fortschritte.

Verwenden Sie das Diättagebuch und das Monatsjournal (ab S. 208), um Ihre Fortschritte zu protokollieren.

WELCHER MAHLZEITENPLAN IST DER RICHTIGE FÜR SIE?

Die fünf persönlichen Formel-Mahlzeitenpläne sind auf Ihre individuellen Anforderungen abgestimmt. Je nach Ihrem Geschlecht, Ihrem Gewicht und Ihrer sportlichen Aktivität variiert die Gesamtmenge an Lebensmitteln und die Anzahl der Kalorien, die Sie jeden Tag benötigen, um die Fettverbrennung optimal zu fördern.

Verwenden Sie bei der Auswahl des richtigen Plans Ihr aktuelles, nicht Ihr angestrebtes Gewicht. Wenn Sie als Frau zum Beispiel 85 kg wiegen und mäßig aktiv sind, wählen Sie den Plan C. Sobald Ihr Gewicht auf 79 kg gefallen ist, wechseln Sie zu Plan B.

Suchen Sie sich den für Ihre Bedürfnisse richtigen Plan aus der Tabelle auf der nächsten Seite aus.

Als Leistungssportler, der mehr als zehn Stunden pro Woche trainiert und an Wettkämpfen teilnimmt, benötigen Sie mit Sicherheit mehr Kalorien als ein untrainierter Mensch der gleichen Gewichtsklasse. Hoch trainierte Muskeln haben einen wesentlich größeren Energiebedarf. Leistungssportler finden eine spezielle Auswahltabelle auf Seite 62.

AUSWAHLTABELLE DER MAHLZEITENPLÄNE

FRAUEN

Sportliche Aktivität	niedrig–mittel	mittel–hoch
Stunden Sport pro Woche	0–4 Stunden pro Woche	5–10 Stunden pro Woche
Aktuelles Körpergewicht	Optimaler Mahlzeitenplaner	Optimaler Mahlzeitenplaner
Unter 65 kg	A	B
65–80 kg	B	C
Über 80 kg	C	D

MÄNNER

Sportliche Aktivität	niedrig–mittel	mittel–hoch
Stunden Sport pro Woche	0–4 Stunden pro Woche	5–10 Stunden pro Woche
Aktuelles Körpergewicht	Optimaler Mahlzeitenplaner	Optimaler Mahlzeitenplaner
Unter 65 kg	B	C
65–80 kg	C	D
Über 80 kg	C	D

AUSWAHLTABELLE DER MAHLZEITENPLÄNE FÜR LEISTUNGSSPORTLER

WEIBLICHE LEISTUNGSSPORTLER

Aktuelles Körpergewicht	10 oder mehr Stunden Training pro Woche
Unter 65 kg	Mahlzeitenplaner C
65–80 kg	Mahlzeitenplaner D
Über 80 kg	Mahlzeitenplaner E

MÄNNLICHE LEISTUNGSSPORTLER

Aktuelles Körpergewicht	10 oder mehr Stunden Training pro Woche
Unter 65 kg	Mahlzeitenplaner C
65–80 kg	Mahlzeitenplaner D
Über 80 kg	Mahlzeitenplaner E

MAKRONÄHRSTOFF-TABELLE

Die untenstehende Tabelle zeigt die Gesamtmenge in Gramm an Kohlenhydraten, Eiweiß, Fett und Kalorien (kcal) für jeden Plan. Die Mahlzeitenpläne sind gezielt auf die individuellen Bedürfnisse je nach Geschlecht, Gewicht und sportlicher Aktivität zugeschnitten. Die Auswahltabellen auf den vorigen Seiten helfen Ihnen bei der Auswahl des für Sie richtigen Plans. Jede Mahlzeit und jeder Snack hält sich an das Verhältnis 40-30-30, das 40 % der Gesamtkalorien in Form von Kohlenhydraten, 30 % in Form von Eiweiß und 30 % in Form von Fett liefert.

Persönlicher Plan	A	B	C	D	E
FRÜHSTÜCK					
Kohlenhydrate (Gramm)	20	20	33	47	53
Eiweiß (Gramm)	15	15	25	35	40
Fett (Gramm)	6	6	11	13	18
Kalorien (kcal)	194	194	331	445	534
MITTAGESSEN					
Kohlenhydrate (Gramm)	27	40	40	53	66
Eiweiß (Gramm)	20	30	30	40	50
Fett (Gramm)	9	14	14	18	22
Kalorien (kcal)	269	406	406	534	662

Persönlicher Plan	A	B	C	D	E
SNACKS					
Kohlenhydrate (Gramm)	20	20	20	20	40
Eiweiß (Gramm)	15	15	15	15	30
Fett (Gramm)	6	6	6	6	12
Kalorien (kcal)	194	194	194	194	388
ABENDESSEN					
Kohlenhydrate (Gramm)	40	47	53	53	66
Eiweiß (Gramm)	30	35	40	40	50
Fett (Gramm)	14	15	18	18	22
Kalorien (kcal)	406	463	534	534	662
TAGESMENGE					
Kohlenhydrate (Gramm)	107	127	146	173	225
Eiweiß (Gramm)	80	95	110	130	170
Fett (Gramm)	35	41	49	55	74
Kalorien (kcal)	1 063	1 257	1 465	1 707	2 246

WAS SOLLTEN SIE TRINKEN?

Da Wasser für eine gute Gesundheit unerlässlich ist und die Fettverbrennung unterstützt, ist es das perfekte Getränk für die Anti-Fett-Formel. In Kapitel Eins (Seite 5) finden Sie eine Anleitung zur Bestimmung Ihres individuellen Wasserbedarfs.

Folgende Getränke sind ebenfalls gut geeignet:

- Mineralwasser, Kräuter- und Früchtetees, grüner Tee, koffein- und zuckerfreie Erfrischungsgetränke, entkoffeinierter Kaffee, Tee oder heißes Wasser mit Zitrone.

- Kleine Mengen Obstsaft, verdünnt mit viel Wasser.

- Wenn Sie Gemüsesäfte trinken oder einen Entsafter verwenden, wählen Sie nur Gemüse mit niedrigem glykämischem Index wie z. B. Paprikaschoten, Brokkoli und Sellerie und schränken Sie Ihren Konsum bei Gemüsen mit hohem glykämischen Index wie etwa Möhren und Rote Bete ein.

- Fettarme Milch (1,5 % Fett) kommt dem 40-30-30-Verhältnis auf natürliche Weise entgegen und kann als Teil einer Mahlzeit oder als Snack dienen.

- Meiden Sie möglichst zucker- und koffeinhaltige Getränke.

- Da Alkohol in Zucker umgesetzt wird, sollten Sie alkoholische Getränke immer mit etwas fettarmem Eiweiß kombinieren.

KAPITEL NEUN

TURBO-PROGRAMM-FRÜHSTÜCK

MAHLZEITENPLAN

	A	B	C	D	E
KINDERHIT					
Erdbeer-Shake					
Erdbeeren, frisch oder gefroren	175 g	175 g	300 g	350 g	450 g
Kaltes Wasser	120 ml	120 ml	180 ml	240 ml	240 ml
Molkeneiweißpulver	13 g	13 g	20 g	30 g	30 g
Fruchtzucker	2 TL	2 TL	1 EL	1⅔ EL	1⅔ EL
Mandelblättchen	1⅓ EL	1⅓ EL	2⅓ EL	3 EL	3⅔ EL

ZUBEREITUNG: Alle Zutaten im Mixer pürieren.

	A	B	C	D	E
KINDERHIT					
Orangen-Shake					
Orangensaft	120 ml	120 ml	120 ml	240 ml	320 ml
Orange, geschält	½	½	1	1	1
Wasser und/oder Eiswürfel	120 ml	120 ml	180 ml	180 ml	180 ml
Molkeneiweißpulver	13 g	13 g	20 g	30 g	30 g
Mandelblättchen	1⅓ EL	1⅓ EL	2⅓ EL	3 EL	3⅔ EL

ZUBEREITUNG: Alle Zutaten im Mixer pürieren.

MAHLZEITENPLAN

	A	B	C	D	E
KINDERHIT					
Blaubeer-Shake					
Blaubeeren, frisch oder gefroren	150 g	150 g	275 g	350 g	400 g
Wasser und/oder Eiswürfel	120 ml	120 ml	120 ml	180 ml	180 ml
Molkeneiweißpulver	13 g	13 g	20 g	30 g	30 g
Fruchtzucker	1 TL	1 TL	1 TL	1 TL	1 EL
Mandelblättchen	1⅓ EL	1⅓ EL	2⅓ EL	3 EL	3⅔ EL

ZUBEREITUNG: Alle Zutaten im Mixer pürieren.

	A	B	C	D	E
KINDERHIT					
Pfirsich-Shake					
Pfirsiche, in Spalten, frisch oder gefroren	150 g	150 g	250 g	375 g	450 g
Wasser und/oder Eiswürfel	120 ml	120 ml	120 ml	160 ml	160 ml
Molkeneiweißpulver	13 g	13 g	20 g	30 g	30 g
Fruchtzucker	1 TL	1 TL	1 TL	1 TL	1 TL
Mandelblättchen	1⅓ EL	1⅓ EL	2⅓ EL	3 EL	3⅔ EL

ZUBEREITUNG: Alle Zutaten im Mixer pürieren.

	A	B	C	D	E
Express-Drink					
Diät-Drink (z. B. Bionorm)	1 Port.	1 Port.	1½ Port.	2½ Port.	3 Port.
Molkeneiweißpulver	5 g	5 g	10 g	10 g	10 g
Mandelblättchen	1 EL	1 EL	2 EL	3 EL	4 EL

ZUBEREITUNG: Alle Zutaten im Mixer pürieren.

MAHLZEITENPLAN

	A	B	C	D	E
Käse-Omelett					
Eier (Gew.-Kl. L)	1	1	1	2	2
Eiweiße (Gew.-Kl. L)	1	1	2	3	3
Fettarmer Cheddarkäse, gerieben	30 g	30 g	45 g	50 g	65 g
Salz, Pfeffer					
Grapefruit	½	½	1	1	1¼

ZUBEREITUNG: Eier und Eiweiße verquirlen und in einer beschichteten Pfanne stocken lassen. Den Käse zugeben und das Omelett in der Mitte überschlagen. Mit Salz und Pfeffer würzen. Mit der Grapefruit servieren.

Eier mit Speck					
Eier (Gew.-Kl. L)	1	1	1	2	2
Eiweiße (Gew.-Kl. L)	1	1	1	2	2
Durchwachsener Speck	30 g	30 g	55 g	55 g	85 g
Mittelgroße Tomate, in Scheiben	½	½	1	1	1
Grapefruitstücke mit Saft	125 g	125 g	175 g	300 g	350 g

ZUBEREITUNG: Eier und Eiweiße hart kochen, pochieren oder als Rührei zubereiten. Mit gebratenem Speck, aufgeschnittener Tomate und Grapefruitstücken servieren.

KINDERHIT

Eier und Obst					
Eier (Gew.-Kl. L)	1	1	2	3	3
Eiweiße (Gew.-Kl. L)	2	2	3	4	5
Salz, Pfeffer					
Mittelgroße Orange	½	½	1	1½	2
Mittelgroßer Apfel	½	½	1	1	1

ZUBEREITUNG: Eier und Eiweiße verquirlen und in einer beschichteten Pfanne unter Rühren stocken lassen, mit Salz und Pfeffer würzen. Dazu die Früchte servieren.

MAHLZEITENPLAN

	A	B	C	D	E
Rühreier mit Salsa					
Eier (Gew.-Kl. L)	1	1	1	2	2
Eiweiße (Gew.-Kl. L)	2	2	3	4	5
Fettarmer Cheddarkäse, gerieben	2 TL	2 TL	1 EL	2 EL	3 EL
Salsa (würzige Tomatensauce)	2 EL	2 EL	3 EL	4 EL	4 EL
Mittelgroße Tomate, in Scheiben	⅔	⅔	1	1	2
Mittelgroße Orange	1	1	1½	2	2

ZUBEREITUNG: Eier und Eiweiße verquirlen und in einer beschichteten Pfanne unter Rühren stocken lassen. Mit geriebenem Käse bestreuen und die Salsa darüber träufeln. Mit Tomatenscheiben und frischer Orange servieren.

	A	B	C	D	E
Obstsalat mit Quark					
Magerquark	150 g	150 g	220 g	300 g	375 g
Mineralwasser	3 EL	3 EL	4 EL	6 EL	7 EL
Nüsse (Mandeln, Pekan- oder Walnüsse)	2 TL	2 TL	1⅓ EL	2 EL	2½ EL
Erdbeeren, geviertelt	90 g	90 g	90 g	130 g	175 g
Kiwi, geschält und in Scheiben	½	½	1	1	1
Grüne oder blaue Weintrauben	40 g	40 g	80 g	120 g	160 g

ZUBEREITUNG: Den Quark mit Mineralwasser glattrühren, mit Nüssen und dem klein geschnittenen Obst servieren.

	A	B	C	D	E
Haferflockenbrei mit Hüttenkäse					
Kernige Haferflocken	30 g	30 g	50 g	60 g	75 g
Wasser	160 ml	160 ml	240 ml	320 ml	360 ml
Nüsse (Mandeln, Pekan- oder Walnüsse)	2 TL	2 TL	1⅓ EL	1⅔ EL	2 EL
Fruchtzucker	½ TL	½ TL	½ TL	½ TL	½ TL
Hüttenkäse	100 g	100 g	150 g	225 g	300 g

ZUBEREITUNG: Haferflocken im Wasser aufkochen und bei milder Hitze etwa 10 Minuten ausquellen lassen. Gehackte Nüsse und Fruchtzucker darüber streuen, den Quark darauf geben.

MAHLZEITENPLAN

	A	B	C	D	E
KINDERHIT					
Apfel-Nuss-Joghurt					
Fettarmer Naturjoghurt	150 g	150 g	150 g	150 g	150 g
Magerquark	75 g	75 g	100 g	200 g	225 g
Mittelgroßer Apfel	⅓	⅓	½	1	1
Nüsse (Mandeln, Pekan- oder Walnüsse)	1⅓ EL	1⅓ EL	2 EL	2½ EL	3 EL

ZUBEREITUNG: Joghurt mit Magerquark und Apfelstückchen verrühren. Mit Nüssen bestreut servieren.

KINDERHIT

Putenröllchen mit Obst

	A	B	C	D	E
Geräucherte Putenbrust, in dünnen Scheiben	30 g	30 g	60 g	90 g	100 g
Schweizer Käse, in dünnen Scheiben	30 g	30 g	45 g	60 g	60 g
Senf	1 TL	1 TL	1 TL	1 TL	1 TL
Salatcreme (20 % Fett)	1 TL	1 TL	1½ TL	2 TL	1 EL
Grüne oder blaue Weintrauben	75 g	75 g	75 g	225 g	300 g
Mittelgroßer Apfel	½	½	1	1	1

ZUBEREITUNG: Putenbrust mit Käsescheiben belegen, mit Senf und Salatcreme bestreichen. Aufrollen und mit dem Obst servieren.

Kerniges Knusperfrühstück

	A	B	C	D	E
Kleieflakes (z. B. All-Bran Flakes, Kellogg's)	30 g	30 g	40 g	60 g	75 g
Molkeneiweißpulver	7 g	7 g	13 g	15 g	20 g
Nüsse (Mandeln, Pekan- oder Walnüsse)	1 EL	1 EL	1½ EL	2½ EL	3 EL
Fettarme Milch	80 ml	80 ml	120 ml	150 ml	150 ml

ZUBEREITUNG: Flakes mit Eiweißpulver und Nüssen bestreuen, die Milch darüber gießen.

MAHLZEITENPLAN

FAMILIENGERICHT

Gemüseomelett

	A	B	C	D	E
Omelett	$\frac{1}{8}$ Stück	$\frac{1}{8}$ Stück	$\frac{1}{4}$ Stück	$\frac{3}{8}$ Stück	$\frac{1}{2}$ Stück
Durchwachsener Speck	30 g	30 g	45 g	45 g	45 g
Orangenstückchen	100 g	100 g	125 g	200 g	200 g

OMELETT

1 EL Olivenöl
150 g Zwiebeln, in dünne Streifen geschnitten
150 g Zucchini, in dünne Scheiben geschnitten
6 Spargelstangen, in Scheiben geschnitten
Salz, Pfeffer
3 Eier (Gew.-Kl. L)
6 Eiweiße (Gew.-Kl. L)
60 g Parmesankäse, gerieben
1 EL Basilikum, gehackt
1 EL Petersilie, gehackt

ZUBEREITUNG: Das Öl in einer großen, backofengeeigneten Pfanne erhitzen. Die Zwiebelstreifen anbraten. Zucchini und Spargel zugeben und etwa 10 Minuten dünsten. Mit Salz und Pfeffer würzen. Den Backofengrill vorheizen. Eier und Eiweiße in einer Rührschüssel verquirlen und Käse, Kräuter, Salz und Pfeffer unterrühren. Die Eiermasse über das Gemüse gießen und bei mittlerer Hitze stocken lassen, bis das Omelett auch in der Mitte nahezu fest ist. Etwa 2 Minuten unter dem Grill bräunen lassen. Den Speck in einer beschichteten Pfanne knusprig braten und zum Omelett servieren. Danach die Orangenstückchen genießen.

KINDERHIT

Proteinriegel

	A	B	C	D	E
Proteinriegel (Eiweißriegel)	1	1	1½	2	2
Fettarme Milch	–	–	240 ml	240 ml	360 ml

ZUBEREITUNG: Den Proteinriegel mit fettarmer Milch (nur bei Plan C, D und E) genießen. Dazu gibt es Wasser, Kaffee oder Tee.

KAPITEL ZEHN

TURBO-PROGRAMM-MITTAGESSEN

MAHLZEITENPLAN

	A	B	C	D	E
KINDERHIT					
Kakao-Erdnuss-Shake					
Fettarme Milch	120 ml	180 ml	180 ml	240 ml	360 ml
Ungesüßtes Kakaopulver	1½ EL	2 EL	2 EL	2¼ EL	2½ EL
Fruchtzucker	1½ EL	2 EL	2 EL	2½ EL	2⅔ EL
Erdnussmus	1 EL	1⅓ EL	1⅓ EL	1¾ EL	2 EL
Molkeneiweißpulver	13 g	20 g	20 g	27 g	27 g
Eiswürfel	5 Stück	6 Stück	6 Stück	7 Stück	7 Stück

ZUBEREITUNG: Alle Zutaten im Mixer pürieren.

	A	B	C	D	E
KINDERHIT					
Beeren-Pfirsich-Shake					
Erdbeeren, frisch oder gefroren	120 g	175 g	175 g	250 g	250 g
Pfirsiche, in Spalten, frisch oder gefroren	100 g	100 g	150 g	150 g	220 g
Wasser	120 ml	160 ml	160 ml	180 ml	240 ml
Molkeneiweißpulver	15 g	25 g	25 g	30 g	45 g
Fruchtzucker	1 TL	2 TL	2 TL	2 TL	1 EL
Mandelblättchen	1¾ EL	2¾ EL	2¾ EL	3½ EL	4½ EL

ZUBEREITUNG: Alle Zutaten im Mixer pürieren.

MAHLZEITENPLAN

KINDERHIT

Joghurt-Shake

	A	B	C	D	E
Fettarmer Naturjoghurt	250 g	325 g	325 g	375 g	425 g
Molkeneiweißpulver	7 g	13 g	13 g	20 g	25 g
Erdbeeren, frisch oder gefroren	90 g	125 g	125 g	250 g	350 g
Fruchtzucker	1½ EL	3 EL	3 EL	3½ EL	4½ EL
Nüsse (Mandeln, Pekan- oder Walnüsse)	1 TL	1½ TL	1½ TL	2 TL	2 TL

ZUBEREITUNG: Alle Zutaten im Mixer pürieren.

Hüttenkäse mit Früchten

	A	B	C	D	E
Hüttenkäse	125 g	175 g	175 g	250 g	325 g
Salatblätter	3	3	3	3	3
Nüsse (Mandeln, Pekan- oder Walnüsse)	1⅓ EL	2 EL	2 EL	3 EL	3½ EL
Erdbeeren, geviertelt	90 g	175 g	175 g	175 g	250 g
Grüne oder blaue Weintrauben	50 g	100 g	100 g	125 g	150 g
Mittelgroßer Apfel	½	½	½	1	1

ZUBEREITUNG: Den Hüttenkäse auf den Salatblättern anrichten und mit den Nüssen bestreuen. Die Früchte dazu essen.

Obstsalat mit Hüttenkäse

	A	B	C	D	E
Erdbeeren, geviertelt	50 g	50 g	50 g	125 g	175 g
Mittelgroßer Apfel, in Spalten	½	1	1	1	1
Grüne oder blaue Weintrauben	50 g	50 g	50 g	100 g	150 g
Nüsse (Mandeln, Pekan- oder Walnüsse)	1⅓ EL	2¼ EL	2¼ EL	2¾ EL	3½ EL
Hüttenkäse	150 g	175 g	175 g	250 g	325 g
Zimt oder Muskatpulver					

ZUBEREITUNG: Früchte und Nüsse unter den Hüttenkäse heben. Mit einer Prise Zimt oder Muskat bestreuen.

MAHLZEITENPLAN

	A	B	C	D	E
Thunfischsalat					
Kleiner Kopf Salat, gezupft	¼ Kopf	¼ Kopf	¼ Kopf	½ Kopf	½ Kopf
Mittelgroßer Apfel, gewürfelt	½	1	1	1	1 großer
Mandarinenstücke, Dose, abgetropft	50 g	75 g	75 g	125 g	175 g
Thunfisch in Wasser, abgetropft	120 g	180 g	180 g	240 g	300 g
Walnüsse, gehackt	2 TL	1 EL	1 EL	2 EL	2 EL
DRESSING:					
Salatcreme (20 % Fett)	2½ EL	3 EL	3 EL	3 EL	4 EL
Fettarmer Naturjoghurt	1 EL	1 EL	1 EL	2 EL	2 EL
Sojasauce	2 TL	2 TL	2 TL	2 TL	2 TL
Zitronensaft	1 TL	1 TL	1 TL	2 TL	2 TL

ZUBEREITUNG: Salat, Apfel- und Mandarinenstücke, Thunfisch und Walnüsse in einer Schüssel mischen. Aus Salatcreme, Joghurt, Sojasauce und Zitronensaft ein Dressing rühren und vorsichtig unter den Salat heben.

KINDERHIT
Thunfischröllchen mit Obst

	A	B	C	D	E
Thunfisch in Wasser, abgetropft	120 g	180 g	180 g	240 g	300 g
Staudensellerie, gewürfelt	½ Stange	½ Stange	½ Stange	1 Stange	1 Stange
Frühlingszwiebel, gewürfelt	1	1	1	1	1
Rotkohl, fein gerieben	30 g	60 g	60 g	100 g	100 g
Italian Salatdressing (Flasche)	1½ EL	2½ EL	2½ EL	3 EL	5 EL
Salat, Blätter	2	4	4	6	7
Apfel	1 mittelgroßer	1 großer	1 großer	2 mittelgroße	2½ mittelgroße

ZUBEREITUNG: Thunfisch, Sellerie, Frühlingszwiebel, Rotkohl und Dressing mischen. Die Mischung auf den Salatblättern verteilen und aufrollen. Mit Apfelspalten servieren.

MAHLZEITENPLAN

Tomate mit Thunfischfüllung

	A	B	C	D	E
Fleischtomate	1	1	1	1	1
Thunfisch in Wasser, abgetropft	120 g	180 g	180 g	240 g	300 g
Staudensellerie, gewürfelt	½ Stange	1 Stange	1 Stange	1 Stange	1 Stange
Essig-Öl-Dressing (Flasche)	½ EL	1 EL	1 EL	1 EL	1 EL
Zwiebel, fein gewürfelt	½ EL	1 EL	1 EL	1 EL	1 EL
große schwarze Oliven, geviertelt	4	4	4	7	7
Salatcreme (20 % Fett)	1½ EL	2 EL	2 EL	2 EL	2 EL
Sonnenblumenkerne	½ EL	1 EL	1 EL	1½ EL	1½ EL
Grüne oder blaue Weintrauben	75 g	100 g	100 g	150 g	225 g
Mittelgroßer Apfel, in Spalten	½	½	½	1	1

ZUBEREITUNG: Die Tomate quer halbieren und beide Hälften aushöhlen. Thunfisch, Sellerie, Dressing, Zwiebelwürfel, Oliven und Salatcreme mischen. Den Thunfischsalat in Tomatenhälften füllen, mit Sonnenblumenkernen bestreuen und mit den Früchten servieren.

Eiersalat

	A	B	C	D	E
Eier (Gew.-Kl. L), hart gekocht	1	2	2	2	2
Eiweiße (Gew.-Kl. L), hart gekocht	3	4	4	6	8
Frühlingszwiebel, gehackt	1	1	1	1	2
Staudensellerie, gehackt	2 EL	2 EL	2 EL	3 EL	4 EL
Gewürzgurke, gehackt	⅓	½	½	¾	¾
Salatcreme (20 % Fett)	1⅓ EL	1½ EL	1½ EL	2½ EL	3½ EL
Senf	¾ TL	1 TL	1 TL	1¼ TL	1½ TL
Salz, Pfeffer					
Mittelgroße Tomate, in Scheiben	1	1	1	1	2
Mittelgroßer Pfirsich	1	1	1	1	2
Kirschen	50 g	100 g	100 g	150 g	125 g

ZUBEREITUNG: Gehackte Eier und Eiweiß, Frühlingszwiebel, Sellerie, Gurke, Salatcreme und Senf in einer Rührschüssel mischen. Mit Salz und Pfeffer abschmecken. Mit Tomatenscheiben und frischem Obst servieren.

MAHLZEITENPLAN

	A	B	C	D	E
Chefsalat					
Kleiner Kopf Salat, gezupft	½ Kopf	⅔ Kopf	⅔ Kopf	¾ Kopf	1 Kopf
Geräucherte Putenbrust, in Streifen	30 g	60 g	60 g	75 g	120 g
Magerer geräucherter Schinken, in Streifen	15 g	30 g	30 g	30 g	30 g
Eiweiß (Gew.-Kl. L), hart gekocht, gewürfelt	1	1	1	1	1
Fettarmer Schweizer Käse, in Streifen	15 g	15 g	15 g	30 g	30 g
Cocktailtomaten	4	4	4	6	8
Gurke, geschält, in Scheiben	¼ Gurke	⅓ Gurke	⅓ Gurke	⅔ Gurke	¾ Gurke
Klares Salatdressing (Flasche)	1 EL	1½ EL	1½ EL	2 EL	2⅓ EL
Mittelgroße Birne oder Apfel	½	1	1	1	1

ZUBEREITUNG: Salat, Putenbrust, Schinken, Eiweiß, Käse, halbierte Tomaten und Gurke vorsichtig unter das Dressing heben. Mit Birnen- oder Apfelspalten servieren.

Cäsarsalat mit Hähnchen	A	B	C	D	E
Kleiner Kopf Salat, gezupft	¾ Kopf	¾ Kopf	¾ Kopf	1 Kopf	1 Kopf
Hähnchenbrustfilet, gekocht, in Scheiben geschnitten	90 g	100 g	100 g	150 g	180 g
Cäsar-Dressing (Rezept siehe rechts)	2 EL	3 EL	3 EL	4 EL	5 EL
Parmesankäse, gerieben	2 TL	1 EL	1 EL	1 EL	1½ EL
Mittelgroßer Apfel	1	1	1	1	1
Grüne oder blaue Weintrauben	–	100 g	100 g	200 g	300 g

MAHLZEITENPLAN

	A	B	C	D	E

CÄSAR-DRESSING:

1 EL Olivenöl

1 EL Rotweinessig

½ EL frischer Zitronensaft

1 kleine Knoblauchzehe, gepresst

½ TL Worcestersauce

½ TL Sardellenpaste

2 TL Senf

Salz, Pfeffer

ZUBEREITUNG: Alle Zutaten für das Dressing kräftig verquirlen. Salat und Hähnchenbruststreifen unter das Dressing heben. Mit Parmesan bestreuen und mit den Früchten servieren.

Bauernsalat

	A	B	C	D	E
Brokkoliröschen	30 g	60 g	60 g	60 g	75 g
Erbsen, tiefgefroren	50 g	60 g	60 g	60 g	90 g
Kleiner Kopf Salat, gezupft	½ Kopf	½ Kopf	½ Kopf	¾ Kopf	¾ Kopf
Cocktailtomaten	4	5	5	6	8
Salatgurke, geschält, gewürfelt	75 g	100 g	100 g	100 g	150 g
Kichererbsen, Dose, abgetropft	50 g	60 g	60 g	90 g	120 g
Paprikaschote, in Streifen	30 g	40 g	40 g	40 g	60 g
Hähnchen, gekocht, oder					
Thunfisch in Wasser, abgetropft	60 g	90 g	90 g	120 g	150 g
Essig-Öl-Salatdressing (Flasche)	1½ EL	2⅓ EL	2⅓ EL	3 EL	6 EL

ZUBEREITUNG: Brokkoliröschen und Erbsen 5 Minuten in kochendem Salzwasser blanchieren. Abtropfen und abkühlen lassen. Dann mit Salat, halbierten Tomaten, Gurken, Kichererbsen, Paprika, Hähnchen oder Thunfisch und Dressing in einer großen Salatschüssel mischen und servieren.

MAHLZEITENPLAN

	A	B	C	D	E
Chinesischer Hähnchensalat					
Brokkoliröschen	40 g	75 g	75 g	75 g	100 g
Erbsen, tiefgefroren	60 g	90 g	90 g	120 g	140 g
Hähnchenbrust, gekocht, gewürfelt	75 g	100 g	100 g	150 g	180 g
Frühlingszwiebeln, gehackt	1	2	2	3	4
Chinakohl, in feinen Streifen	40 g	80 g	80 g	100 g	120 g
Mandarinenstücke, Dose, abgetropft	90 g	120 g	120 g	175 g	175 g
DRESSING:					
Sesamöl	½ EL	1 EL	1 EL	1¼ EL	1½ EL
Reisessig	½ EL	1 EL	1 EL	1¼ EL	1½ EL
Zitronensaft	½ EL	1 EL	1 EL	1¼ EL	1½ EL
Sojasauce	1 TL	½ EL	½ EL	2 TL	1 EL
Fruchtzucker	1 TL	½ EL	½ EL	2 TL	1 EL
Ingwerpulver					

ZUBEREITUNG: Brokkoliröschen und Erbsen 5 Minuten in kochendem Salzwasser blanchieren. Abtropfen und abkühlen lassen. Alle Salatzutaten in einer großen Schüssel mischen. Die Zutaten für das Dressing verquirlen und unter den Salat heben.

MAHLZEITENPLAN

Warmer Hähnchensalat mit Spinat

	A	B	C	D	E
Blattspinat, gezupft	100 g	125 g	125 g	150 g	200 g
Champignons, in Scheiben	3	3	3	4	4
Frühlingszwiebel, gehackt	1	1	1	2	2
Hähnchenbrust, gekocht, gewürfelt	60 g	90 g	90 g	120 g	150 g
Durchwachsener Speck, gewürfelt	15 g	30 g	30 g	30 g	30 g
Ausgelassenes Speckfett	½ EL	⅔ EL	⅔ EL	1 EL	1 EL
Rotweinessig	1 EL	1½ EL	1½ EL	2 EL	2 EL
Zitronensaft	1 EL	1 EL	1 EL	1½ EL	2 EL
Fruchtzucker	1½ TL	2 TL	2 TL	1 EL	1 EL
Salz, Pfeffer					
Eiweiß (Gew.-Kl. L), hart gekocht, gehackt	1	1	1	1	1
Apfel, in Spalten	½ kleiner	1 mittelgroßer	1 mittelgroßer	1 mittelgroßer	1 großer

ZUBEREITUNG: Spinat in einer großen Schüssel mit Champignons, Frühlingszwiebeln und gekochtem Hähnchen mischen. Den Speck knusprig braten und aus der Pfanne nehmen. Ausgelassenes Speckfett, Essig, Zitronensaft und Fruchtzucker zugeben und aufkochen, mit Salz und Pfeffer abschmecken. Sofort über den Salat geben und unterheben. Den Salat mit gehacktem Eiweiß und Speckwürfeln bestreuen. Mit Apfelspalten servieren.

MAHLZEITENPLAN

	A	B	C	D	E
Waldorfsalat mit Hähnchen					
Salatcreme (20 % Fett)	1½ EL	1½ EL	1½ EL	2 EL	3 EL
Zitronensaft	½ TL	½ TL	½ TL	1 TL	1 TL
Salz, Pfeffer					
Hähnchenbrustfilet, gekocht, gewürfelt	90 g	120 g	120 g	150 g	200 g
Staudensellerie, gewürfelt	2 EL	2 EL	2 EL	3 EL	3 EL
Grüne oder blaue Weintrauben, halbiert	50 g	100 g	100 g	250 g	150 g
Mittelgroßer Apfel, gewürfelt	1	1	1	1	2
Walnüsse, gehackt	1 EL	2 EL	2 EL	2½ EL	3 EL
Salat, Blätter	3	3	3	4	4

ZUBEREITUNG: Salatcreme mit Zitronensaft verrühren, mit Salz und Pfeffer abschmecken. Die Salatzutaten unterheben und auf den Salatblättern anrichten und servieren.

	A	B	C	D	E
Krabbensalat mit Fruchtspießen					
Krabben, gekocht, verzehrfertig	90 g	135 g	135 g	180 g	210 g
Staudensellerie, gewürfelt	1 EL	1 EL	1 EL	1 EL	1 EL
Frühlingszwiebel, gewürfelt	1 EL	1 EL	1 EL	1 EL	1 EL
Mittelgroße Avocado, gewürfelt	⅛	¼	¼	⅓	⅓
Salatcreme (20 % Fett)	1½ EL	2 EL	2 EL	2 EL	3 EL
Chilisauce	2 TL	1 EL	1 EL	1 EL	1⅓ EL
Zitronensaft	½ TL	1 TL	1 TL	1 TL	½ EL
Worcestersauce	⅓ TL	½ TL	½ TL	½ TL	⅔ TL
Meerrettich, Glas oder Tube	⅓ TL	½ TL	½ TL	½ TL	⅔ TL
Kiwi, gewürfelt	½	1	1	1	1½
Mittelgroße Orange, in Stückchen	½	½	½	1	1
Erdbeeren, ganz	40 g	100 g	100 g	150 g	200 g
Salat, Blätter	3	3	3	3	3

ZUBEREITUNG: Krabben, Sellerie, Frühlingszwiebel und Avocado mit einem Dressing aus Salatcreme, Chilisauce, Zitronensaft, Worcestersauce und Meerrettich mischen. Die Obststückchen abwechselnd auf Holzspieße stecken. Salat und Spießchen auf Salatblättern angerichtet servieren.

MAHLZEITENPLAN				
A	**B**	**C**	**D**	**E**

KINDERHIT

Gemüse-Chili mit Obst

	A	B	C	D	E
Gemüse-Chili (siehe Rezept Seite 106)	250 g	375 g	375 g	500 g	625 g
Mittelgroßer Apfel	½	1	1	1	1

ZUBEREITUNG: Gemüse-Chili lässt sich wunderbar aufwärmen. Kochen Sie also ruhig einen großen Topf voll und frieren Sie das Chili portionsweise ein.

MITTAGESSEN FÜR EILIGE

	A	B	C	D	E
Aufgeschnittenes, geräuchertes Fleisch (Pute, Huhn, magerer Schinken oder Rind)	75 g	90 g	90 g	120 g	180 g
Schweizer Käse (50 % F.i.Tr.), in Scheiben	30 g	60 g	60 g	75 g	90 g
Apfel, mittelgroß	1	1	1	2	3

ZUBEREITUNG: Diese Zutaten kann man schnell in jedem Supermarkt einkaufen. Eine Zubereitung ist nicht nötig.

KAPITEL ELF

TURBO-PROGRAMM-SNACKS

	MAHLZEITENPLAN				
	A	B	C	D	E
Mandel-Mokka-Cappuccino					
Eiswürfel	7 Stück	7 Stück	7 Stück	7 Stück	14 Stück
Fettarme Milch	60 ml	60 ml	60 ml	60 ml	120 ml
Wasser	60 ml	60 ml	60 ml	60 ml	120 ml
Instant-Kaffee, entkoffeiniert	1 TL	1 TL	1 TL	1 TL	2 TL
Ungesüßtes Kakaopulver	2 TL	2 TL	2 TL	2 TL	1⅓ EL
Mandelmus	2 TL	2 TL	2 TL	2 TL	1⅓ EL
Molkeneiweißpulver	15 g	15 g	15 g	15 g	30 g
Fruchtzucker	1 EL	1 EL	1 EL	1 EL	2 EL

ZUBEREITUNG: Alle Zutaten im Mixer pürieren.

	A	B	C	D	E
Gemüse-Shake					
Frischer Gemüsesaft (Sellerie, Spinat, Gurke, Blattsalat, Petersilie, Weißkohl, Blattgemüse)	220 ml	220 ml	220 ml	220 ml	450 ml
Pfirsiche, gefroren	75 g	75g	75 g	75 g	150 g
Molkeneiweißpulver	15 g	15 g	15 g	15 g	30 g
Blütenpollen	1 TL	1 TL	1 TL	1 TL	1½ TL
Leinöl	½ EL	½ EL	½ EL	½ EL	1 EL

ZUBEREITUNG: Alle Zutaten im Mixer pürieren. Am besten verwenden Sie selbst gepressten Gemüsesaft.

MAHLZEITENPLAN

	A	B	C	D	E
KINDERHIT					
Erdbeer-Shake					
Erdbeeren, frisch oder gefroren	175 g	175 g	175 g	175 g	450 g
Kaltes Wasser	120 ml	120 ml	120 ml	120 ml	240 ml
Molkeneiweißpulver	13 g	13 g	13 g	13 g	30 g
Fruchtzucker	2 TL	2 TL	2 TL	2 TL	1½ EL
Mandelblättchen	1⅓ EL	1⅓ EL	1⅓ EL	1⅓ EL	3⅔ EL

ZUBEREITUNG: Alle Zutaten im Mixer pürieren.

	A	B	C	D	E
KINDERHIT					
Blaubeer-Shake					
Blaubeeren, gefroren	150 g	150 g	150 g	150 g	420 g
Wasser und/oder Eiswürfel	120 ml	120 ml	120 ml	120 ml	180 ml
Molkeneiweißpulver	13 g	13 g	13 g	13 g	30 g
Fruchtzucker	1 TL	1 TL	1 TL	1 TL	1 EL
Mandelblättchen	1⅓ EL	1⅓ EL	1⅓ EL	1⅓ EL	3⅔ EL

ZUBEREITUNG: Alle Zutaten im Mixer pürieren.

	A	B	C	D	E
KINDERHIT					
Pfirsich-Shake					
Pfirsich, in Spalten, frisch oder gefroren	150 g	150 g	150 g	150 g	450 g
Wasser und/oder Eiswürfel	120 ml	120 ml	120 ml	120 ml	160 ml
Molkeneiweißpulver	13 g	13 g	13 g	13 g	30 g
Fruchtzucker	1 TL	1 TL	1 TL	1 TL	1 TL
Mandelblättchen	1⅓ EL	1⅓ EL	1⅓ EL	1⅓ EL	3⅔ EL

ZUBEREITUNG: Alle Zutaten im Mixer pürieren.

MAHLZEITENPLAN

	A	B	C	D	E
Proteinriegel					
Proteinriegel (Eiweißriegel)	1	1	1	1	2

ZUBEREITUNG: Riegel zu Wasser, entkoffeiniertem Kaffee oder Tee essen.

	A	B	C	D	E
Suppendrink					
Diät-Suppe (z. B. Bionorm)	1 Port.	1 Port.	1 Port.	1 Port.	2 Port.
Molkeneiweißpulver	5 g	5 g	5 g	5 g	10 g
Rapsöl	1 TL	1 TL	1 TL	1 TL	2 TL

ZUBEREITUNG: Die Suppe nach Packungsanweisung zubereiten, Molkeneiweißpulver und Öl unterrühren.

	A	B	C	D	E
Milchreis mit Nüssen					
Milchreis, leicht, 200 g-Becher	1	1	1	1	2
Molkeneiweißpulver	5 g	5 g	5 g	5 g	10 g
Nüsse (Mandeln, Pekan- oder Walnüsse)	2 TL	2 TL	2 TL	2 TL	1⅓ EL

ZUBEREITUNG: Milchreis mit Molkeneiweißpulver und Nüssen verrühren.

	A	B	C	D	E
Hüttenkäse mit Obst und Nüssen					
Hüttenkäse	100 g	100 g	100 g	100 g	200 g
Nüsse (Mandeln, Pekan- oder Walnüsse)	1 TL	1 TL	1 TL	1 TL	2 TL
Mittelgroßer Apfel, gewürfelt	½	½	½	½	1

ZUBEREITUNG: Hüttenkäse mit Nüssen und Apfel verrühren.

KINDERHIT

	A	B	C	D	E
Thunfischsalat auf Apfelscheiben					
Thunfischsalat (fertig gekauft), kalorienreduziert	90 g	90 g	90 g	90 g	180 g
Mittelgroßer Apfel, in Scheiben	1	1	1	1	2

ZUBEREITUNG: Thunfischsalat auf Apfelscheiben anrichten.

	MAHLZEITENPLAN				
	A	**B**	**C**	**D**	**E**

KINDERHIT

Räucher-Röllchen

	A	B	C	D	E
geräuchertes Fleisch (Hähnchen, Pute oder Schinken), in Scheiben	30 g	30 g	30 g	30 g	60 g
Fettarmer Schweizer Käse, in Scheiben	30 g	30 g	30 g	30 g	60 g
Kleiner Apfel oder Birne	1	1	1	1	2

ZUBEREITUNG: Fleisch- und Käsescheiben aufeinander legen und einrollen, zum Obst servieren.

Krautsalat mit Putenbruststreifen

	A	B	C	D	E
Geräucherte Putenbrust, in Scheiben	90 g	90 g	90 g	90 g	180 g
Krautsalat (fertig gekauft)	120 g	120 g	120 g	120 g	240 g

ZUBEREITUNG: Putenbrust in Streifen schneiden und unter den Krautsalat heben.

KINDERHIT

Erdnuss-Joghurt

	A	B	C	D	E
Fettarmer Naturjoghurt	240 g	240 g	240 g	240 g	480 g
Erdnussmus	1 EL	1 EL	1 EL	1 EL	2 EL
Fruchtzucker	2 TL	2 TL	2 TL	2 TL	1⅓ EL
Molkeneiweißpulver	5 g	5 g	5 g	5 g	10 g

ZUBEREITUNG: Joghurt mit Erdnussmus, Fruchtzucker und Molkeneiweißpulver verrühren.

	MAHLZEITENPLAN				
	A	**B**	**C**	**D**	**E**
KINDERHIT					
Apfel mit Joghurt-Dip					
Fettarmer Naturjoghurt	75 g	75 g	75 g	75 g	150 g
Molkeneiweißpulver	10 g	10 g	10 g	10 g	30 g
Fruchtzucker	1 TL	1 TL	1 TL	1 TL	2 TL
Walnüsse, gehackt	1 EL	1 EL	1 EL	1 EL	2 EL
Mittelgroßer Apfel, in dünne Spalten geschnitten	½	½	½	½	1

ZUBEREITUNG: Joghurt mit Molkeneiweißpulver, Fruchtzucker und Walnüssen verrühren. Als Dip zu den Apfelspalten essen.

	A	**B**	**C**	**D**	**E**
KINDERHIT					
Nuss-Joghurt					
Fettarmer Naturjoghurt	240 g	240 g	240 g	240 g	480 g
Molkeneiweißpulver	5 g	5 g	5 g	5 g	10 g
Fruchtzucker	1 TL	1 TL	1 TL	1 TL	2 TL
Nüsse (Mandeln, Pekan- oder Walnüsse), gehackt	1¾ EL	1¾ EL	1¾ EL	1¾ EL	3½ EL

ZUBEREITUNG: Joghurt mit Molkeneiweißpulver, Fruchtzucker und Nüssen verrühren.

MAHLZEITENPLAN

	A	B	C	D	E
Frisches Obst mit Hüttenkäse					
Hüttenkäse	150 g	150 g	150 g	150 g	300 g
Nüsse (Mandeln, Pekan- oder Walnüsse)	1 EL	1 EL	1 EL	1 EL	2 EL
Eine Sorte Obst nach Wahl:					
Kirschen	15	15	15	15	30
Weintrauben	20	20	20	20	40
Pfirsiche, in Spalten	1½	1½	1½	1½	3
Erdbeeren	200 g	200 g	200 g	200 g	400 g
Birnen	1	1	1	1	2
Pflaumen	2	2	2	2	4
Äpfel	⅔	⅔	⅔	⅔	1⅓
Aprikosen	6	6	6	6	12
Ananas	100 g	100 g	100 g	100 g	200 g

ZUBEREITUNG: Hüttenkäse mit Nüssen bestreuen und zum Obst nach Wahl servieren.

	A	B	C	D	E
Gemüse mit Käsedip					
Magerquark	75 g	75 g	75 g	75 g	150 g
Blauschimmelkäse, zerkrümelt	20 g	20 g	20 g	20 g	40 g
Mineralwasser	2 EL	2 EL	2 EL	2 EL	4 EL
Worcestersauce	¼ TL	¼ TL	¼ TL	¼ TL	½ TL
Essig, Knoblauchpulver					
Staudensellerie, Stangen	2	2	2	2	4
Mittelgroße Salatgurke, in Scheiben	½	½	½	½	1
Paprikaschote, in Streifen	½	½	½	½	1

ZUBEREITUNG: Magerquark, Blauschimmelkäse und Mineralwasser im Mixer pürieren. Mit Worcestersauce, Essig und Knoblauchpulver abschmecken. Als Dip zum Gemüse reichen.

MAHLZEITENPLAN

	A	B	C	D	E
KINDERHIT					
Käse-Obst-Spießchen					
Mittelgroßer Apfel oder Birne, in Stücken	½	½	½	½	1
Grüne oder blaue Weintrauben	10	10	10	10	20
Fettarmer Käse (30 % F.i.Tr.), gewürfelt	60 g	60 g	60 g	60 g	120 g

ZUBEREITUNG: Apfel- oder Birnenstücke abwechselnd mit Käse und Weintrauben auf Holzspieße stecken.

	A	B	C	D	E
Hähnchensalat auf Sellerie					
Hähnchenbrustfilet, gekocht, gewürfelt	45 g	45 g	45 g	45 g	90 g
Mittelgroßer Apfel, gewürfelt	½	½	½	½	1
Schwarze Oliven, gehackt	3	3	3	3	6
Salatcreme (20 % Fett)	1½ EL	1½ EL	1½ EL	1½ EL	3 EL
Breiter Staudensellerie, Stangen	2	2	2	2	4

ZUBEREITUNG: Hähnchen, Apfel, Oliven und Salatcreme mischen und den Salat auf Selleriestangen servieren.

	A	B	C	D	E
Hähnchen-Obst-Spieße					
Hähnchenbrustfilet, gekocht, gewürfelt	60 g	60 g	60 g	60 g	120 g
Große schwarze Oliven	3	3	3	3	6
Blaue Weintrauben	10	10	10	10	20
Mittelgroßer Apfel, gewürfelt	½	½	½	½	1

ZUBEREITUNG: Hähnchenfleisch, Oliven, Trauben und Apfelwürfel abwechselnd auf Holzspieße stecken.

MAHLZEITENPLAN

	A	B	C	D	E
Wein und Käse					
Rot- oder Weißwein	⅛ l	⅛ l	⅛ l	⅛ l	¼ l
fettarmer Käse	60 g	60 g	60 g	60 g	120 g

ZUBEREITUNG: Käse zum Wein essen.

KINDERHIT

Apfelscheiben mit Nussaufstrich

	A	B	C	D	E
Erdnussmus	1 EL	1 EL	1 EL	1 EL	2 EL
Molkeneiweißpulver	13 g	13 g	13 g	13 g	26 g
Fettarme Milch	1 EL	1 EL	1 EL	1 EL	2 EL
Fruchtzucker	1 TL	1 TL	1 TL	1 TL	2 TL
Kleiner Apfel, entkernt, in dünnen Scheiben	1	1	1	1	2

ZUBEREITUNG: Erdnussmus, Molkeneiweißpulver, Milch und Fruchtzucker glatt rühren und auf die Apfelscheiben streichen.

Gemüse mit Kichererbsenpüree

	A	B	C	D	E
Kichererbsen, Dose, abgetropft	90 g	90 g	90 g	90 g	180 g
Fettarmer Naturjoghurt	2 EL	2 EL	2 EL	2 EL	4 EL
Zitronensaft	½ EL	½ EL	½ EL	½ EL	1 EL
Knoblauchzehe, gepresst	1	1	1	1	2
Cayennepfeffer					
Molkeneiweißpulver	10 g	10 g	10 g	10 g	20 g
Staudensellerie, Stangen	2	2	2	2	4
Paprikaschote, in Streifen	1	1	1	1	3

ZUBEREITUNG: Kichererbsen, Joghurt, Zitronensaft, Knoblauch und Molkeneiweißpulver im Mixer pürieren, mit Cayennepfeffer abschmecken. Abgedeckt mindestens 4 Stunden im Kühlschrank ziehen lassen. Mit Selleriestangen und Paprikastreifen servieren.

KAPITEL ZWÖLF

TURBO-PROGRAMM-ABENDESSEN

	MAHLZEITENPLAN				
	A	**B**	**C**	**D**	**E**
KINDERHIT					
Kakao-Erdnuss-Shake					
Fettarme Milch	180 ml	180 ml	240 ml	240 ml	300 ml
Ungesüßtes Kakaopulver	2 EL	2 EL	2¼ EL	2¼ EL	2⅓ EL
Fruchtzucker	2 EL	2⅓ EL	2½ EL	2½ EL	3 EL
Erdnussmus	1⅓ EL	1½ EL	1¾ EL	1¾ EL	2¼ EL
Molkeneiweißpulver	20 g	23 g	27 g	27 g	30 g
Eiswürfel	7 Stück	7 Stück	7 Stück	7 Stück	7 Stück

ZUBEREITUNG: Alle Zutaten im Mixer pürieren.

KINDERHIT					
Erdbeer-Shake					
Erdbeeren, frisch oder gefroren	350 g	350 g	450 g	450 g	525 g
Kaltes Wasser	240 ml	240 ml	240 ml	240 ml	300 ml
Molkeneiweißpulver	25 g	27 g	33 g	33 g	40 g
Fruchtzucker	1⅓ EL	1⅔ EL	1½ EL	1½ EL	2 EL
Mandelblättchen	2¾ EL	3 EL	3⅔ EL	3⅔ EL	4½ EL

ZUBEREITUNG: Alle Zutaten im Mixer pürieren.

	MAHLZEITENPLAN				
	A	**B**	**C**	**D**	**E**

KINDERHIT

Hähnchen-Gemüse-Spieße

	A	B	C	D	E
Hähnchen- oder Putenbrustfilet, gewürfelt (Gewicht vor dem Kochen)	120 g	150 g	180 g	180 g	225 g
Teriyaki-Marinade (Flasche)	2 EL	3 EL	3 EL	3 EL	3 EL
Zwiebel	50 g	50 g	50 g	50 g	75 g
Paprikaschote	½	½	¾	¾	¾
Zucchini, klein	1	1	1	1	1
Cocktailtomaten	6	8	8	8	8
Apfelmus, ungesüßt	3 EL	6 EL	8 EL	8 EL	12 EL
Blattsalat	120 g	120 g	150 g	150 g	180 g
Salatdressing (Flasche)	1½ EL	1½ EL	2 EL	2 EL	2⅓ EL

ZUBEREITUNG: Hähnchenfleisch 15–30 Minuten in Marinade einlegen. Zwiebel, Zucchini und Paprika grob würfeln. Hähnchenfleisch abwechselnd mit Zwiebelstücken, ganzen Tomaten, Paprika und Zucchini auf Holzspieße stecken. Im Backofengrill oder über Holzkohle grillen. Das Hähnchenfleisch muss gut durchgegart sein. Mit Apfelmus und einem gemischten grünen Salat mit Dressing nach Wahl servieren.

MAHLZEITENPLAN

	A	B	C	D	E

Marinierte Rinderspieße

MARINADE:
1 EL Olivenöl
1 EL Rotweinessig
2 TL Dijonsenf
1 TL Zitronensaft
1 Knoblauchzehe, gepresst
Salz, Pfeffer

	A	B	C	D	E
Rinderfilet ohne Fettrand (Gewicht vor dem Garen), gewürfelt	90 g	120 g	150 g	150 g	200 g
Paprikaschote, gewürfelt	⅓	⅓	½	½	½
Zwiebel, gewürfelt	60 g	60 g	100 g	100 g	100 g
Cocktailtomaten	6	6	8	8	10
Zucchini, klein, gewürfelt	1	1	1	1	1
Kleine Champignons	60 g	60 g	100 g	100 g	100 g
Perlgraupen, gekocht	70 g	100 g	100 g	100 g	150 g

ZUBEREITUNG: Zutaten für die Marinade verrühren und über das Fleisch geben. Abdecken und mindestens 15 Minuten kalt stellen. Mariniertes Fleisch und Gemüse abwechselnd auf Holzspieße stecken. Im Backofengrill oder über Holzkohle unter regelmäßigem Wenden grillen. Sofort mit gekochten Perlgraupen servieren.

MAHLZEITENPLAN

	A	B	C	D	E
Krabbenspieße mit Perlgraupen					
Olivenöl	½ EL	2 TL	2 TL	2 TL	2 TL
Staudensellerie, gewürfelt	3 EL	4 EL	4 EL	4 EL	4 EL
Zwiebel, gewürfelt	3 EL	4 EL	4 EL	4 EL	4 EL
Brokkoli, kleine Röschen	3 EL	4 EL	4 EL	4 EL	4 EL
Eiweiße (Gew.-Kl. L), roh	2	2	2	2	2
Perlgraupen, gekocht	125 g	150 g	200 g	200 g	250 g
Sojasauce	½ EL	½ EL	½ EL	½ EL	½ EL
Große Shrimps (bis auf den Schwanz geschält)	120 g	135 g	180 g	180 g	225 g
Zitronensaft	1 EL	1 EL	2 EL	2 EL	3 EL
Knoblauchpulver					
Blattsalat	120 g	120 g	120 g	120 g	120 g
Essig-Öl-Dressing (Flasche)	2 TL	2 TL	1 EL	1 EL	1⅓ EL

ZUBEREITUNG: Olivenöl in einem großen beschichteten Topf oder Wok erhitzen und Sellerie, Zwiebel und Brokkoli kurz anbräunen. An die Seite schieben, Eiweiß zugeben und stocken lassen. Graupen und Sojasauce zugeben und unterheben. Die Shrimps auf Holzspieße stecken. Vor und während des Grillens mit Zitronensaft bestreichen und mit einer Prise Knoblauchpulver würzen. Gegrillte Shrimps mit den gebratenen Perlgraupen und dem Blattsalat servieren.

	MAHLZEITENPLAN				
	A	B	C	D	E

KINDERHIT / FAMILIENGERICHT

Pfannengerührtes Hähnchen mit Orange

	A	B	C	D	E
Pfannengerührtes Hähnchen mit Orange (Rezept siehe unten)	300 g	325 g	375 g	375 g	500 g
Perlgraupen, gekocht	100 g	125 g	150 g	150 g	200 g

PFANNENGERÜHRTES HÄHNCHEN MIT ORANGE

650 g Hähnchenbrustfilet, gewürfelt

8 Frühlingszwiebeln, in 2,5 cm lange Stücke geschnitten

2 EL Sojasauce

2 EL trockener Sherry

½ TL Ingwerpulver

½ TL Chilischoten, gehackt

1½ EL Stärke

1 TL Fruchtzucker

1 TL Salz

¼ l Orangensaft

1½ EL Erdnussöl

2 große Orangen, geschält und filetiert

75 g Walnussstücke

ZUBEREITUNG: Hähnchenfleisch, Frühlingszwiebeln, Sojasauce, Sherry, Ingwer und Chilischoten in einer großen Schüssel mischen. Abgedeckt mindestens 20 Minuten kalt stellen. Stärke, Fruchtzucker, Salz und Orangensaft in einer kleinen Schüssel verrühren. Das Öl in einem Topf oder Wok erhitzen und die Hähnchenmischung unter Rühren anbraten. Saftmischung dazugeben und die Sauce aufkochen. Orangenfilets und Walnussstücke unterheben und das Gericht auf einem Bett aus heißen Perlgraupen servieren.

MAHLZEITENPLAN

	A	B	C	D	E

FAMILIENGERICHT

Pfannengerührtes Rindfleisch mit Perlgraupen

	A	B	C	D	E
Pfannengerührtes Rindfleisch (Rezept siehe unten)	375 g	400 g	425 g	425 g	500 g
Perlgraupen, gekocht	125 g	125 g	175 g	175 g	225 g

PFANNENGERÜHRTES RINDFLEISCH

650 g Rinderfilet
3 EL Sojasauce
3 EL trockener Sherry
1 Knoblauchzehe, gepresst
1 TL Ingwerpulver
½ TL Chilischoten, gehackt
2 EL Erdnussöl
300 g kleine Brokkoliröschen
400 g Spargelstücke
400 g Champignons, halbiert
1½ EL Stärke
¼ l Rinderbrühe

ZUBEREITUNG: Das Fleisch von sichtbarem Fett befreien und in Streifen schneiden. Rindfleischstreifen in einer großen Schüssel mit Sojasauce, Sherry, Knoblauch, Ingwer und Chilischoten mischen. Abgedeckt mindestens 20 Minuten kalt stellen. 1 Esslöffel Erdnussöl in einem Topf oder Wok erhitzen, das Fleisch unter Rühren anbraten, herausnehmen und beiseite stellen. Das restliche Öl im Wok erhitzen. Brokkoli und Spargel etwa 3 Minuten braten und dabei häufig wenden; die Champignons zugeben und 1 weitere Minute garen. Stärke und Brühe verrühren, zugeben und aufkochen. Das Fleisch in der Sauce erhitzen und das Gericht auf einem Bett aus heißen Perlgraupen servieren.

FAMILIENGERICHT	MAHLZEITENPLAN				
	A	B	C	D	E
Süß-saure Shrimps					
Pfannengerührte süß-saure Shrimps (Rezept siehe unten)	250 g	325 g	425 g	425 g	500 g
Perlgraupen, gekocht	100 g	100 g	125 g	125 g	150 g
Macadamianüsse, gehackt	1¼ EL	1¼ EL	1½ EL	1½ EL	2 EL

PFANNENGERÜHRTE SÜSS-SAURE SHRIMPS

2 EL Stärke

2 EL Fruchtzucker

¼ TL Ingwerpulver

2 EL Sojasauce

2 EL trockener Sherry

6 EL Weißweinessig

6 EL Hühnerbrühe

2 EL Erdnussöl

200 g Zwiebeln, fein gewürfelt

1 große grüne Paprikaschote, gewürfelt

900 g mittelgroße Shrimps, geschält

300 g Ananasstücke, frisch oder aus der Dose

ZUBEREITUNG: Stärke, Fruchtzucker, Ingwer, Sojasauce, Sherry, Essig und Brühe verrühren. Das Öl in einem großen Topf oder Wok erhitzen und Zwiebel und Paprika unter Rühren anbraten. Shrimps zugeben und etwa 5 Minuten weiterbraten; dabei häufig umrühren. Die Sauce zugeben und aufkochen lassen. Die Ananasstücke in der Sauce erhitzen und das Gericht auf einem Bett aus heißen Perlgraupen anrichten. Mit den Nüssen bestreut servieren.

MAHLZEITENPLAN

	A	B	C	D	E
Hüttenkäse-Teller mit Obst					
Salat, Blätter	2	3	3	3	3
Hüttenkäse	125 g	150 g	175 g	175 g	200 g
Magerquark	125 g	150 g	200 g	200 g	250 g
Erdbeeren	75 g	100 g	175 g	175 g	175 g
Grüne oder blaue Weintrauben	75 g	75 g	100 g	100 g	150 g
Mittelgroßer Apfel, in Spalten	½	½	½	½	½
Mittelgroße Avocado	¼	¼	¼	¼	⅓

ZUBEREITUNG: Salatblätter auf einem Teller auslegen. Hüttenkäse und Quark verrühren und auf den Salatblättern verteilen. Das Obst daneben anrichten.

	A	B	C	D	E
Zitrus-Spinat-Salat					
Hähnchenbrustfilet, gekocht, gewürfelt	100 g	120 g	150 g	150 g	180 g
Spinatblätter, evtl. blanchiert	125 g	125 g	150 g	150 g	200 g
Grapefruit, filetiert	100 g	100 g	150 g	150 g	175 g
Orange, filetiert	75 g	100 g	100 g	100 g	150 g
Kleine Avocado, gewürfelt	¼	¼	⅓	⅓	½

CLEMENTINEN-SCHALOTTEN-DRESSING

1 Knoblauchzehe, gepresst
¼ TL Salz
2 EL Clementinensaft
2 EL Zitronensaft
1 EL gehackte Schalotten
½ EL Olivenöl

ZUBEREITUNG: Alle Dressing-Zutaten gut verrühren. Hähnchenfleisch, Spinat, Grapefruit und Orange in einer großen Schüssel mischen. Das Dressing unterheben. Die Avocadowürfel darüber streuen und servieren.

MAHLZEITENPLAN

	A	B	C	D	E
Mediterraner Salat mit Hähnchen					
Hähnchenbrustfilet, gekocht, gewürfelt	90 g	100 g	120 g	120 g	150 g
Salatgurken, in Scheiben	50 g	50 g	75 g	75 g	75 g
Paprikaschote, in Streifen	60 g	60 g	60 g	60 g	60 g
Tomaten, gewürfelt	75 g	75 g	100 g	100 g	150 g
Rote Zwiebel, in Streifen	25 g	25 g	25 g	25 g	25 g
Schwarze Oliven, halbiert	3	3	4	4	5
Kichererbsen, Dose, abgetropft	60 g	90 g	90 g	90 g	125 g
Fetakäse, zerkrümelt	50 g	75 g	75 g	75 g	100 g
Blattsalat	75 g	75 g	100 g	100 g	100 g
Zitronensaft	1½ EL	1½ EL	1½ EL	1½ EL	1½ EL
Rotweinessig	1½ EL	1½ EL	1½ EL	1½ EL	1½ EL
Olivenöl	½ EL	½ EL	2 TL	2 TL	2 TL
Knoblauchzehe, gepresst	1	1	1	1	1
Salz, Pfeffer, getrockneter Oregano					

ZUBEREITUNG: Hähnchenfleisch, Gurke, Paprika, Tomaten, Zwiebel, Oliven, Kichererbsen, Fetakäse und Salat in einer großen Schüssel mischen. Die Zutaten für das Dressing verquirlen, mit Salz, Pfeffer und Oregano abschmecken und unter den Salat heben.

Cäsar-Salat mit Hähnchen

	A	B	C	D	E
Cäsar-Dressing (Rezept siehe Seite 77)	2¼ El	2½ EL	3 EL	3 EL	3 EL
Salat, gezupft	⅓ Kopf	⅓ Kopf	½ Kopf	½ Kopf	½ Kopf
Hähnchenbrustfilet, gekocht, in Streifen	125 g	160 g	175 g	175 g	200 g
Parmesankäse, gerieben	1 EL	1 EL	1½ EL	1½ EL	2½ EL
Mittelgroßer Apfel, in Spalten	1/2	1	1	1	1
Grüne oder blaue Weintrauben	120 g	120 g	120 g	120 g	175 g

ZUBEREITUNG: Das Dressing vorsichtig unter Salatblätter und Hähnchenfleisch heben. Mit Parmesankäse bestreuen und mit frischem Obst servieren.

	MAHLZEITENPLAN				
	A	**B**	**C**	**D**	**E**

KINDERHIT

Gegrilltes Hähnchenbrustfilet

	A	B	C	D	E
Hähnchenbrustfilet, roh	125 g	150 g	200 g	200 g	250 g
Zitronenmarinade (Rezept siehe unten)					
Weißkohl, in feinen Streifen	150 g	150 g	150 g	150 g	225 g
Essig-Öl-Dressing (Flasche)	1½ EL	1½ EL	1¾ EL	1¾ EL	2⅓ EL
Grüne Bohnen, frisch oder tiefgefroren	225 g	300 g	300 g	300 g	300 g
Pfirsiche, frisch oder Dose, abgetropft	150 g	175 g	225 g	225 g	300 g

ZITRONENMARINADE

120 ml Zitronensaft
3 EL Orangensaft
2 TL Worcestersauce
1 TL Salz
1/4 TL Pfeffer
1/2 TL Senfpulver
1 TL Olivenöl

ZUBEREITUNG: Alle Zutaten für die Marinade verquirlen und über die Hähnchenbrust geben. Abgedeckt mindestens 1 Stunde kalt stellen. In der Zwischenzeit das Dressing unter den Weißkohl heben und abgedeckt kalt stellen. Das Fleisch abtropfen lassen und unter dem Backofengrill oder über Holzkohle grillen. Mit gekochten Bohnen, den Krautsalat und den Pfirsichen servieren.

MAHLZEITENPLAN

	A	B	C	D	E
Gegrilltes Rindersteak					
Mageres Rindersteak	125 g	150 g	175 g	175 g	200 g
Salz, Pfeffer					
Champignons	200 g	200 g	200 g	200 g	250 g
Butter	½ EL	½ EL	½ EL	½ EL	2 TL
Mittelgroße Tomate, in Scheiben	1	1	1	1	1
Spargelstangen, gegart	10	10	10	10	12
Apfelmus, ungesüßt	180 g	300 g	320 g	320 g	420 g

ZUBEREITUNG: Das Steak grillen, mit Salz und Pfeffer würzen. Champignons in einer kleinen Pfanne in der Butter dünsten. Steak mit Champignons, Tomatenscheiben und Spargel servieren. Dazu oder danach das Apfelmus genießen.

KINDERHIT

Grill-Burger	A	B	C	D	E
Beefsteakhack	125 g	125 g	150 g	150 g	200 g
Salz, Pfeffer, Knoblauchpulver					
Frühlingszwiebel, in Ringen	25 g	30 g	30 g	30 g	50 g
Champignonstücke	50 g	60 g	60 g	60 g	120 g
Olivenöl	1½ TL	2 TL	2 TL	2 TL	2½ TL
Perlgraupen, gekocht	100 g	100 g	125 g	125 g	150 g
Sojasauce	½ TL	½ TL	½ TL	½ TL	1 TL
Grüne Bohnen, frisch oder tiefgefroren	150 g	225 g	300 g	300 g	300 g
Mittelgroße Tomate, in Scheiben	1	1	1	1	1

ZUBEREITUNG: Das Hackfleisch mit Salz, Pfeffer und Knoblauchpulver vermengen, zu einer flachen Frikadelle formen und grillen. In der Zwischenzeit Frühlingszwiebeln und Champignons im Olivenöl braten. Perlgraupen und Sojasauce zugeben. Grill-Burger mit Gemüse-Graupen, gekochten Bohnen und Tomatenscheiben servieren.

MAHLZEITENPLAN

KINDERHIT

Schweineschnitzel mit Apfelmus

	A	B	C	D	E
Schweineschnitzel	100 g	125 g	150 g	150 g	200 g
Salz, Pfeffer, Sojasauce					
Apfelmus, ungesüßt	240 g	300 g	320 g	320 g	420 g
Brokkoliröschen, gekocht	125 g	150 g	150 g	150 g	150 g
Blattsalat	100 g	100 g	100 g	100 g	150 g
Essig-Öl-Dressing (Flasche)	1 EL	1 EL	1½ EL	1½ EL	1½ EL

ZUBEREITUNG: Den Backofen auf 200 °C (Umluft: 180 °C/Gas: Stufe 3-4) vorheizen. Schnitzel von beiden Seiten salzen und pfeffern und mit etwas Sojasauce beträufeln. Eine beschichtete, backofengeeignete Pfanne erhitzen und das Schnitzel von beiden Seiten anbraten. Abdecken und etwa 15–20 Minuten im Backofen garen. Mit Apfelmus, gekochtem Brokkoli und dem Salat servieren.

Gegrillter Lachs

	A	B	C	D	E
Lachssteak oder -filet	125 g	150 g	175 g	175 g	200 g
Salz, Pfeffer, Knoblauchpulver, Zitronensaft					
Große Zwiebel, grob gewürfelt	1	1	1	1	1
Mittelgroße Zucchini, grob gewürfelt	1	2	2	2	2
Paprikaschote, grob gewürfelt	1	1	1	1	2
Blattsalat	100 g	100 g	100 g	100 g	150 g
Olivenöl	½ TL	½ TL	½ TL	½ TL	½ TL
Essig-Öl-Dressing (Flasche)	1 EL	1⅓ EL	1½ EL	1½ EL	1¾ EL
Pfirsiche, frisch oder Dose, abgetropft	125 g	125 g	150 g	150 g	225 g

ZUBEREITUNG: Lachs mit Salz, Pfeffer, Knoblauchpulver und Zitrone würzen und grillen. Das Gemüse in einer großen Pfanne im Olivenöl braten. Zu Lachs und Gemüse den Salat und die Pfirsiche servieren.

MAHLZEITENPLAN

	A	B	C	D	E
Spargel-Champignon-Omelett					
Olivenöl	1 TL	1 TL	1⅓ TL	1⅓ TL	1⅓ TL
Champignons, in Scheiben	120 g	150 g	200 g	200 g	200 g
Spargel, in dünnen Scheiben	60 g	75 g	100 g	100 g	100 g
Eier (Gew.-Kl. L)	2	2	2	2	3
Eiweiße (Gew.-Kl. L)	3	4	5	5	6
Parmesankäse, gerieben	1½ TL	1½ TL	2 TL	2 TL	2 TL
Salz, Pfeffer					
Mittelgroße Tomate	1	1	1	1	1
Orangen- oder Grapefruitfilets	200 g	250 g	300 g	300 g	375 g

ZUBEREITUNG: Das Öl in einem Topf erhitzen, Champignons und Spargel unter Rühren dünsten. Eier und Eiweiße verquirlen und in einer beschichteten Pfanne stocken lassen. Das Gemüse darüber geben, Omelett in der Mitte überschlagen und mit Parmesankäse bestreuen. Mit Salz und Pfeffer würzen. Mit Tomatenscheiben und Obst servieren.

	MAHLZEITENPLAN				
	A	B	C	D	E

FAMILIENGERICHT

Gemüse-Frittata

	A	B	C	D	E
Frittata (Rezept siehe unten)	3½ St.	4 Stücke	5 Stücke	5 Stücke	6 Stücke
Mittelgroße Tomate	1	1	1	1	1½
Apfelmus, ungesüßt	160 g	180 g	180 g	180 g	240 g

GEMÜSE-FRITTATA

200 ml fettarme Milch

150 ml Mineralwasser

2 Eier (Gew.-Kl. L)

5 Eiweiße (Gew.-Kl. L)

Salz, Pfeffer

1 EL Olivenöl

1 rote Zwiebel, gewürfelt

1 Knoblauchzehe, gepresst

200 g Spargelstücke

50 g rote oder grüne Paprikaschote, gewürfelt

150 g gewürfelter Lachsschinken ohne Fettrand

75 g Gruyèrekäse, gerieben

ZUBEREITUNG: Den Backofen auf 200 °C (Umluft: 180 °C/Gas: Stufe 3–4) vorheizen. Milch, Mineralwasser, Eier und Eiweiße verquirlen, mit Salz und Pfeffer würzen. Das Öl in einer großen, backofengeeigneten Pfanne erhitzen, Zwiebeln und Knoblauch unter Rühren glasig dünsten. Spargel, Paprika und Schinken zugeben und 2 Minuten anbraten. Mit geriebenem Käse bestreuen und die Eimischung darüber gießen. Die Frittata in 35–40 Minuten goldbraun backen. In 12 Stücke schneiden und portionsweise mit Tomatenscheiben und Apfelmus servieren.

MAHLZEITENPLAN

	A	B	C	D	E
KINDERHIT					
Hähnchen-Gemüse-Suppe mit Salat					
Hähnchen-Gemüse-Suppe					
(Rezept siehe unten)	475 g	550 g	650 g	650 g	800 g
Blattsalat	100 g	125 g	150 g	150 g	150 g
Essig-Öl-Dressing (Flasche)	1 EL	1 EL	1⅓ EL	1⅓ EL	1⅔ EL
Große schwarze Oliven	3	4	5	5	5

HÄHNCHEN-GEMÜSE-SUPPE

650 g Hähnchenbrustfilet, gewürfelt

1¼ l Wasser

¾ l Hühnerbrühe

350 g Staudensellerie, in Scheiben

100 g Zwiebel, gewürfelt

400 g Champignons, geviertelt

175 g Zucchini, gewürfelt

60 g Tomatenmark

1 Lorbeerblatt

Salz, Pfeffer

1 Knoblauchzehe, gepresst

250 g Perlgraupen

ZUBEREITUNG: Alle Zutaten für die Suppe in einen großen Topf geben. Aufkochen und bei milder Hitze zugedeckt 1½ Stunden köcheln lassen. Das Lorbeerblatt vor dem Servieren entfernen. Die entsprechende Portion Suppe mit Salat und Oliven servieren. Wenn Sie keine Oliven mögen, können Sie die Menge des Salatdressings verdoppeln.

MAHLZEITENPLAN

KINDERHIT / FAMILIENGERICHT

Rindfleischsuppe mit Perlgraupen und Salat

	A	B	C	D	E
Rindfleischsuppe mit Perlgraupen (Rezept siehe unten)	475 g	550 g	650 g	650 g	800 g
Blattsalat	100 g	125 g	150 g	150 g	150 g
Essig-Öl-Dressing (Flasche)	1 EL	1 EL	1⅓ EL	1⅓ EL	1⅔ EL

RINDFLEISCHSUPPE MIT PERLGRAUPEN

650 g mageres Suppenfleisch ohne Knochen

1¼ l Wasser

¾ l Rinderbrühe

400 g Champignons, geviertelt

350 g Staudensellerie, in Scheiben

100 g Zwiebel, gewürfelt

175 g Zucchini, gewürfelt

Salz, Pfeffer

½ TL getrockneter Rosmarin, gerebelt

1 Knoblauchzehe, gepresst

170 g Tomatenmark

250 g Perlgraupen

ZUBEREITUNG: Fleisch von allem sichtbaren Fett befreien und in 2 cm große Würfel schneiden. Alle Zutaten in einen großen Topf geben. Aufkochen und bei milder Hitze zugedeckt 1½ Stunden köcheln lassen. Die entsprechende Portion mit angemachtem Salat servieren.

MAHLZEITENPLAN

	A	B	C	D	E

Gemüse-Chili

	A	B	C	D	E
Gemüse-Chili	350 g	425 g	475 g	475 g	725 g
Mittelgroßer Apfel	1	1	1	1	1

GEMÜSE-CHILI

200 g Hähnchenbrustfilet, gewürfelt

500 g Beefsteakhack

3 Selleriestangen, in Scheiben

125 g rote oder grüne Paprikaschote, gewürfelt

100 g Zwiebel, gewürfelt

300 g Champignons, geviertelt

1 Beutel Würzmischung für Chili con carne (Fertigprodukt)

1 große und 1 kleine Dose Pizzatomaten (800 g, 425 g)

170 g Tomatenmark

200 ml Wasser

2 Bund Petersilie, gehackt

ZUBEREITUNG: Hähnchen und Rindfleisch in einem großen, flachen Bräter oder einem großen Topf anbraten. Sellerie, Paprika, Zwiebeln und Champignons zugeben, 5 Minuten anbraten. Chili-Würzmischung, Pizzatomaten, Tomatenmark und Wasser zugeben. Gut durchrühren und 15–20 Minuten zugedeckt köcheln. Mit Petersilie bestreut servieren. Für mehr Schärfe ½–1 Teelöffel gehackte Chilischoten unterrühren. Die angegebene Portion mit den Apfelspalten servieren.

| MAHLZEITENPLAN | | | | |
A	B	C	D	E

FAMILIENGERICHT

Graupen-Jambalaya

	A	B	C	D	E
Graupen-Jambalaya	600 g	650 g	725 g	725 g	875 g

GRAUPEN-JAMBALAYA

2¾ EL Olivenöl

150 g Zwiebeln, gewürfelt

125 g grüne Paprikaschote, gewürfelt

350 g Staudensellerie, in Scheiben

2 Knoblauchzehen, gepresst

1 kleine Dose Pizzatomaten (425 g)

4 EL Tomatenmark

1 l Wasser

1 l Hühnerbrühe

½ TL Thymian, getrocknet

½ TL Cayennepfeffer

1 Lorbeerblatt

250 g Perlgraupen

150 g gekochter Schinken, gewürfelt

225 g Hähnchenbrustfilet, gekocht, gewürfelt

350 g große Shrimps, gekocht

24 große schwarze Oliven

Salz, Pfeffer, Chilisauce

ZUBEREITUNG: Öl in einem großen Topf erhitzen. Zwiebel, Paprika, Sellerie und Knoblauch unter Rühren leicht anbraten. Tomaten, Tomatenmark, Wasser, Brühe, Thymian, Cayennepfeffer, Lorbeerblatt und Graupen hineingeben und aufkochen. Zugedeckt bei milder Hitze 40 Minuten köcheln lassen. Kurz vor dem Servieren Schinken, Hähnchenbrust, Shrimps und Oliven hinzugeben und erhitzen. Mit Salz, Pfeffer und Chilisauce abschmecken.

MAHLZEITENPLAN

FAMILIENGERICHT	A	B	C	D	E
Gemüse-Lasagne					
Gemüse-Lasagne	2 St.	2¼ St.	2½ St.	2½ St.	3 St.
Mittelgroßer Apfel, in Spalten	½	¾	1	1	1½

GEMÜSE-LASAGNE

½ große Aubergine, längs in sehr dünne Scheiben geschnitten
1 große Zucchini, längs in sehr dünne Scheiben geschnitten
1 EL Olivenöl
100 g Zwiebeln, gewürfelt
500 g Champignons, geviertelt
250 g Zucchini, gewürfelt
250 g Aubergine, gewürfelt
1 große Dose Pizzatomaten (800 g)
200 g Tomatenmark
60 ml Wasser
1 TL getrockneter Oregano
2 TL getrocknetes Basilikum
1 Bund Petersilie, gehackt
Salz, Pfeffer
500 g Magerquark
2 Eier (Gew.-Kl. L)
1 Kugel Mozzarellakäse, gewürfelt
30 g Parmesankäse, gerieben

ZUBEREITUNG: Den Backofengrill vorheizen. Zwei Backbleche mit den Auberginen- und Zucchinischeiben auslegen. Gemüse kurz unter dem Backofengrill bräunen, dann wenden und von der anderen Seite bräunen. Dadurch wird das Gemüse weich und verliert etwas von seiner Flüssigkeit. Zur Seite stellen. Den Backofen auf 200 °C (Umluft: 180 °C/Gas: Stufe 3–4) vorheizen. Öl in einem Topf erhitzen und Zwiebel, ein Drittel der Champignons, Zucchini und Aubergine anbraten. Tomaten, Tomatenmark, Wasser, Oregano, Basilikum und Petersilie zugeben und mit Salz und Pfeffer abschmecken. Magerquark in einer Schüssel mit den Eiern verrühren. Ein Drittel der Tomatensauce in eine 25 × 33 cm große Backform geben und mit der Hälfte der Gemüsescheiben belegen. Darauf die Hälfte der Quarkmischung und das zweite Drittel Champignons verteilen. Die Hälfte der restlichen Tomatensauce und die restlichen Gemüsescheiben darauf geben. Mit der restlichen Quarkmischung, Champignonstücken und Tomatensauce bedecken. Mit Parmesan und Mozzarella bestreuen. Etwa 40 Minuten backen. Die Lasagne in 12 Stücke schneiden. Die angegebene Menge Lasagne mit Apfelspalten servieren.

KAPITEL DREIZEHN

TURBO-PROGRAMM-DESSERTS

Wir haben einige köstliche Nachspeisen entwickelt, die in die 40-30-30-Formel passen. Sie können sie als Snack oder auch als Dessert zum Abendessen servieren.

KÄSEKUCHEN NEW YORKER ART

Fett und Mehl für die Springform

500 g Magerquark

400 g Buttermilch-Frischkäse (z. B. Du darfst)

175 g Fruchtzucker

2 Eier (Gew.-Kl. L)

1 Eiweiß (Gew.-Kl. L)

2 TL Vanillearoma

200 g saure Sahne

1 EL Stärke

50 g Molkeneiweißpulver

Backofen auf 175 °C (Umluft: 160 °C/Gas: Stufe 2–3) vorheizen. Eine Springform (Durchmesser 24 cm) einfetten und mit Mehl bestäuben. Quark, Frischkäse und Fruchtzucker in einer großen Rührschüssel schaumig rühren, bis sich der Zucker aufgelöst hat. Nach und nach Eier und Eiweiß zugeben und nach jeder Zugabe gründlich verrühren. Vanillearoma, saure Sahne, Stärke und Molkeneiweißpulver zugeben und noch einmal gründlich verrühren. Die Quarkmasse in die Springform füllen und glattstreichen. Auf der mittleren Schiene 50–60 Minuten backen. Wenn die Oberfläche zu dunkel wird, mit einem Stück Alufolie abdecken. Den Kuchen im Ofen mit geöffneter Tür auskühlen lassen, erst dann vorsichtig aus der Form lösen. Nach Wunsch mit aufgeschnittenen Erdbeeren, Kiwis oder Himbeeren dekorieren. Der Kuchen hält sich in Frischhaltefolie eingeschlagen im Kühlschrank einige Tage, kann aber auch eingefroren werden. Ergibt 16 Portionen.

Pro Stück: 140 Kalorien, Kohlenhydrate: 14 g, Eiweiß: 11 g, Fett: 4 g

ERDNUSS-KÄSEKUCHEN

Fett und Mehl für die Springform

3 Eiweiße (Gew.-Kl. L)

900 g Magerquark

200 g Fruchtzucker

1 TL Vanillearoma

100 g saure Sahne

175 g Erdnussmus

50 g Molkeneiweißpulver

Backofen auf 175 °C (Umluft: 160 °C/Gas: Stufe 2–3) vorheizen. Eine Springform (Durchmesser 24 cm) einfetten und mit Mehl bestäuben. Eiweiß in einer kleinen Schüssel steif schlagen, beiseite stellen. Quark und Fruchtzucker in einer großen Rührschüssel schaumig rühren, bis sich der Zucker aufgelöst hat. Vanillearoma, saure Sahne und Erdnussmus zugeben und gründlich verrühren. Den Eischnee vorsichtig, aber gründlich unterheben. Die Quarkmasse in die vorbereitete Springform geben und glattstreichen. Den Kuchen auf der mittleren Schiene 50–60 Minuten backen. Wenn die Oberfläche zu dunkel wird, mit einem Stück Alufolie abdecken. Den Kuchen im ausgeschalteten Ofen bei geöffneter Tür auskühlen lassen, erst dann vorsichtig aus der Form lösen. Der Kuchen hält sich in Frischhaltefolie eingeschlagen im Kühlschrank einige Tage, kann aber auch eingefroren werden. Ergibt 16 Portionen.

Pro Stück: 175 Kalorien, Kohlenhydrate: 16 g, Eiweiß: 13 g, Fett: 6 g

MARMOR-KÄSEKUCHEN

Fett und Mehl für die Springform

500 g Magerquark

200 g Buttermilch-Frischkäse (z. B. Du darfst)

175 g Fruchtzucker

3 Eier (Gew.-Kl. L)

1 TL Vanillearoma

1½ TL Zitronensaft

1 Prise Salz

40 g Molkeneiweißpulver

3 EL ungesüßtes Kakaopulver

½ TL Instant-Espresso oder Instant-Kaffee

50 g Schokoladenglasur (Fertigprodukt)

Backofen auf 175 °C (Umluft: 160 °C/Gas: Stufe 2–3) vorheizen. Eine Springform (Durchmesser 24 cm) einfetten und mit Mehl bestäuben. Quark, Frischkäse und Zucker schaumig rühren, bis sich der Zucker aufgelöst hat. Nacheinander die Eier, Vanillearoma, Zitronensaft, Salz und Molkeneiweißpulver hinzufügen und gründlich vermischen.

Ein Drittel der Teigmischung mit Kakao und Espressopulver zu einem Schokoladenteig verrühren. Die Hälfte der restlichen Teigmischung in die vorbereitete Form geben, den Schokoladenteig in die Mitte gießen, dann den restlichen hellen Teig in der Mitte darüber geben. Eine Gabel spiralförmig durch den Teig ziehen, sodass ein Marmormuster entsteht. Den Kuchen auf der mittleren Schiene 50–60 Minuten backen. Im ausgeschalteten Ofen bei geöffneter Tür auskühlen lassen. Die Schokoladenglasur nach Packungsanweisung erhitzen und den Kuchen damit gitterförmig überziehen. Der Kuchen hält sich in Frischhaltefolie eingeschlagen im Kühlschrank einige Tage, kann aber auch eingefroren werden. Ergibt 16 Portionen.

Pro Stück: 135 Kalorien, Kohlenhydrate: 15 g, Eiweiß: 10 g, Fett: 4 g

SCHOKO-KÄSEKUCHEN

Fett und Mehl für die Springform

500 g Magerquark

200 g Buttermilch-Frischkäse (z. B. Du darfst)

150 g Fruchtzucker

2 Eier (Gew.-Kl. L)

2 Eiweiße (Gew.-Kl. L)

40 g Molkeneiweißpulver

60 g ungesüßtes Kakaopulver

6 EL fettarme Milch

1 TL Vanillearoma

50 g Zartbitterschokolade

Den Backofen auf 175 °C (Umluft: 160 °C/Gas: Stufe 2–3) vorheizen. Eine Springform (Durchmesser 24 cm) einfetten und mit Mehl bestäuben. Quark, Frischkäse und Zucker schaumig rühren, bis sich der Zucker aufgelöst hat. Nacheinander Eier, Eiweiß, Molkeneiweißpulver, Kakao, Milch und Vanillearoma unterrühren. Die Schokolade auflösen und unter den Teig ziehen. Die Quarkmasse in die Springform füllen und glattstreichen. Auf der mittleren Schiene 50–60 Minuten backen; wenn die Oberfläche zu dunkel wird, mit einem Stück Alufolie abdecken. Den Kuchen im ausgeschalteten Ofen bei geöffneter Tür auskühlen lassen. Nach Wunsch mit frischen Himbeeren dekorieren oder mit Kakaopulver bestreuen. Ergibt 16 Stücke.

Pro Stück: 130 Kalorien, Kohlenhydrate: 13 g, Eiweiß: 10 g, Fett: 4 g

KINDERHIT
SCHOKOPUDDING

200 g geschmeidiger Tofu

100 g Magerquark

½ TL Vanillearoma

1½ EL Erdnussmus

2 EL ungesüßtes Kakaopulver

2½ EL Fruchtzucker

10 g Molkeneiweißpulver

Alle Zutaten in eine Rührschüssel geben und schaumig schlagen, bis eine glatte Masse entstanden ist. Den Schokoladenpudding in 4 Dessertschalen füllen und bis zum Servieren abgedeckt kühl stellen.

Pro Portion: 140 Kalorien, Kohlenhydrate: 14 g, Eiweiß: 11 g, Fett: 5 g

KINDERHIT
VANILLEPUDDING

450 ml fettarme Milch

3 Eier (Gew.-Kl. L)

2 Eiweiße (Gew.-Kl. L)

1 Prise Salz

60 g Fruchtzucker

1½ TL Vanillearoma

15 g Molkeneiweißpulver

Den Backofen auf 175 °C (Umluft: 160 °C/Gas: Stufe 2–3) vorheizen. Die Milch aufkochen. Eier, Eiweiße, Salz, Zucker, Vanillearoma und Molkeneiweißpulver sehr schaumig schlagen. Die heiße Milch unter ständigem Rühren unter die Masse ziehen. In 6 backofengeeignete Förmchen füllen (ersatzweise auch Kaffeetassen) und in eine große Auflaufform stellen. Die Auflaufform mit heißem Wasser füllen, bis die Förmchen zu zwei Dritteln im Wasser stehen. Etwa 30 Minuten im Backofen garen. Die Auflaufform vorsichtig aus dem Backofen heben, 10 Minuten abkühlen lassen, dann die Förmchen aus dem Wasserbad nehmen. Mindestens 2 Stunden kalt stellen. Ergibt 6 Portionen.

Pro Portion: 135 Kalorien, Kohlehydrate: 14 g, Eiweiß: 9 g, Fett: 5 g

TEIL DREI

DIE ANTI-FETT-FORMEL FÜRS LEBEN

KAPITEL VIERZEHN

IHR PLAN FÜRS LEBEN

Sie haben das 3-Wochen-Turbo-Programm hinter sich – und was jetzt?

Sie haben mehrere Möglichkeiten. Sie können weiter dem Turbo-Programm folgen, bis Sie Ihr Wunschgewicht erreicht haben. Einige unserer Klienten haben auf diese Weise nahezu fünfzig Kilo in einem Jahr verloren. Sie können sich aber auch für die regulären Anti-Fett-Formel-Mahlzeiten entscheiden oder beide Pläne kombinieren. Die Anti-Fett-Formel-Mahlzeiten halten das 40-30-30-Verhältnis ein, enthalten aber Kohlenhydrate mit niedrigem, mittlerem und hohem glykämischen Index und ermöglichen so eine größere Vielfalt der Zutaten.

Wenn Sie merken, dass Ihr Gewicht »stagniert«, kehren Sie für eine oder zwei Wochen zum Turbo-Programm zurück, dessen Mahlzeiten den Fettverlust durch eine strengere Kontrolle des Blutzuckerspiegels beschleunigen. Sobald Sie Ihr Idealgewicht erreicht haben, wird Ihr Körper in aller Regel von selbst aufhören, Fett abzubauen. Wenn Sie trotzdem weiter Gewicht verlieren, kann es notwendig werden, dass Sie sich ausschließlich an die regulären Anti-Fett-Formel-Mahlzeiten halten oder sich auf einen höheren Mahlzeitenplan umstellen. Die zusätzlichen Kalorien werden den unerwünschten Gewichtsverlust stoppen.

Sie müssen keinesfalls alle vorgeschlagenen Gerichte zubereiten. Suchen Sie sich die aus, die Ihnen zusagen, und Sie werden die besten Ergebnisse erzielen. Es spielt keine Rolle, wenn Sie nur einige wenige Lieblingsgerichte finden und diese immer und immer wieder zubereiten.

Sobald Sie verstanden haben, wie eine ausgewogene Ernährung Sie bei der Kontrolle der Hormone unterstützt, die Fett verbrennen und Gesundheit, Energie und geistige Leistungsfähigkeit verbessern, haben Sie die einfache, aber mächtige Anti-Fett-Formel fürs Leben entdeckt.

WELCHER MAHLZEITENPLAN IST DER RICHTIGE FÜR SIE?

Um den richtigen Mahlzeitenplan herauszusuchen, benutzen Sie bitte wieder die Tabellen auf Seite 61 f. Denken Sie daran: Entscheidend für die Auswahl des Mahlzeitenplanes ist Ihr aktuelles Gewicht, nicht Ihr angestrebtes Wunschgewicht. Wenn Sie Gewicht verlieren und in eine andere »Gewichtsklasse« wechseln, sollten Sie auch den Mahlzeitenplan wechseln.

MAKRONÄHRSTOFFE

Die Makronährstoffe für die einzelnen Mahlzeitenpläne finden Sie in der Tabelle ab Seite 63. Die Zusammensetzung der Nährstoffe bleibt dieselbe. Was sich ändert, ist die Auswahl der Kohlenhydrate. Die Mahlzeiten enthalten auch Kohlenhydrate mit mittlerem und hohem glykämischem Index, sodass die Auswahl der Zutaten viel größer wird.

WAS SOLLTEN SIE TRINKEN?

Vergessen Sie weiterhin nicht, genügend zu trinken. Geeignete Getränke finden Sie auf Seite 64 f.

KAPITEL FÜNFZEHN

ANTI-FETT-FORMEL-FRÜHSTÜCK

	MAHLZEITENPLAN				
	A	**B**	**C**	**D**	**E**
KINDERHIT					
Bananen-Walnuss-Shake					
Mittelgroße Banane	⅓	⅓	⅔	1	1
Fettarme Milch	125 ml	125 ml	150 ml	250 ml	325 ml
Fruchtzucker	1 TL	1 TL	1 TL	1 TL	2 TL
Molkeneiweißpulver	10 g	10 g	15 g	20 g	25 g
Walnüsse, gehackt	1 EL	1 EL	2 EL	2¾ EL	3⅓ EL

ZUBEREITUNG: Alle Zutaten im Mixer pürieren.

KINDERHIT

Kakao-Bananen-Shake

	A	B	C	D	E
Mittelgroße Banane	⅓	⅓	½	⅔	1
Fettarme Milch	125 ml	125 ml	150 ml	250 ml	250 ml
Ungesüßtes Kakaopulver	2 TL	2 TL	2 TL	2 TL	2 TL
Molkeneiweißpulver	10 g	10 g	15 g	20 g	25 g
Fruchtzucker	1 TL	1 TL	1½ TL	2½ TL	2 TL
Erdnussmus	2 TL	2 TL	1 EL	1½ EL	1¾ EL

ZUBEREITUNG: Alle Zutaten im Mixer pürieren.

MAHLZEITENPLAN

	A	B	C	D	E
KINDERHIT					
Erdbeer-Bananen-Shake					
Erdbeeren	100 g	100 g	125 g	175 g	175 g
Mittelgroße Banane	¼	¼	½	¾	1
Wasser	125 ml	125 ml	175 ml	250 ml	250 ml
Fruchtzucker	2 TL	2 TL	2 TL	1 EL	1 EL
Molkeneiweißpulver	13 g	13 g	20 g	30 g	33 g
Mandelblättchen	1⅔ EL	1⅔ EL	2⅔ EL	3¾ EL	5 EL

ZUBEREITUNG: Alle Zutaten im Mixer pürieren. Für eine dickere Konsistenz gefrorene Erdbeeren verwenden.

	A	B	C	D	E
KINDERHIT					
Pizzabrötchen					
Toast-Brötchen (z. B. Toasties)	½	½	3/4	1	1½
Kasseler-Aufschnitt	45 g	45 g	60 g	90 g	120 g
Ananasring, Dose, abgetropft	1	1	1½	2	2
Mozzarellakäse, gerieben	15 g	15 g	30 g	30 g	45 g

ZUBEREITUNG: Brötchenhälften hell toasten. Mit Kasseler, Ananas und Käse belegen. Kurz unter dem Backofengrill grillen, bis der Käse goldgelb zerläuft.

	A	B	C	D	E
Bagel-Sandwich					
Bagel oder Brötchen	½	½	¾	1	1¼
Buttermilch-Frischkäse (z. B. Du darfst)	2½ EL	2½ EL	3½ EL	5 EL	6 EL
Mageres Räucherfleisch (Pute, Huhn oder Roastbeef)	60 g	60 g	90 g	130 g	150 g

ZUBEREITUNG: Getoastete oder ungetoastete Bagelhälften mit Frischkäse bestreichen und mit aufgeschnittenem Fleisch belegen.

MAHLZEITENPLAN

	A	B	C	D	E
Lachs-Brötchen mit Frischkäse					
Bagel oder Brötchen	½	½	¾	1	1¼
Buttermilch-Frischkäse					
(z. B. Du darfst)	1½ EL	1½ EL	2 2/3 EL	2¾ EL	4½ EL
Lachsfilet, geräuchert	60 g	60 g	90 g	120 g	150 g
Zwiebelringe und frischer Dill					
nach Geschmack					

ZUBEREITUNG: Bagel- oder Brötchenhälften mit Frischkäse bestreichen. Mit Lachsscheiben, Zwiebelringen und frischem Dill belegen.

KINDERHIT

Eier-Käse-Burrito	A	B	C	D	E
Eier (Gew.-Kl. L)	1	1	1	2	2
Eiweiße (Gew.-Kl. L)	2	2	3	3	4
Weizentortilla (fertig gekauft)	1	1	2	2	2½
Fettarmer Cheddarkäse, gerieben	2 TL	2 TL	3 EL	2 EL	2½ EL
Saure Sahne	2 TL	2 TL	2 EL	2 EL	2½ EL
Salsa (würzige Tomatensauce)	1 EL	1 EL	2 EL	3 EL	3 EL

ZUBEREITUNG: Eier und Eiweiß in einer beschichteten Pfanne unter Rühren stocken lassen. Eier, Käse, saure Sahne und Salsa auf die Tortilla geben und einrollen.

MAHLZEITENPLAN

	A	B	C	D	E
KINDERHIT					
Frühstücks-Burrito mit Hähnchen					
Mais- oder Weizentortilla (fertig gekauft)	1	1	2	2	3
Hähnchenbrustfilet, gekocht, in Scheiben	60 g	60 g	90 g	120 g	150 g
Saure Sahne	1 EL	1 EL	2 EL	2 EL	2 EL
Salsa (würzige Tomatensauce)	1 EL	1 EL	2 EL	2 EL	2 EL
Mittelgroße Avocado, in Scheiben	⅛	⅛	¼	¼	⅓
Schwarze Oliven, in Scheiben	2	2	2	6	6
Mittelgroße Orange	⅓	⅓	⅓	¾	¾

ZUBEREITUNG: Tortilla und Hähnchen im Backofen oder der Mikrowelle erwärmen. Hähnchenscheiben, saure Sahne, Salsa, Avocado und Oliven auf die Tortilla geben. Einrollen und zu den Orangenfilets essen.

	A	B	C	D	E
KINDERHIT					
Rühreier und Toast					
Eier (Gew.-Kl. L)	1	1	1	2	2
Eiweiße (Gew.-Kl. L)	2	2	4	5	6
Salz, Pfeffer					
Vollkorntoastbrot	1 Scheibe	1 Scheibe	2 Scheiben	2 Scheiben	2 Scheiben
Butter	1 TL	1 TL	2 TL	2 TL	1 EL
Marmelade	1 TL	1 TL	1 TL	2 TL	2 TL
Mittelgroße Orange	½	½	½	1	1½

ZUBEREITUNG: Eier und Eiweiß in einer beschichteten Pfanne unter Rühren stocken lassen, mit Salz und Pfeffer würzen. Das Brot toasten und mit Butter und Marmelade bestreichen. Eier und Toast mit frischen Orangenfilets servieren.

MAHLZEITENPLAN

	A	B	C	D	E
Gemüseomelett					
Olivenöl	½ TL	½ TL	½ TL	½ TL	½ TL
Kartoffeln, gekocht, gewürfelt	50 g	50 g	75 g	100 g	120 g
Zwiebel, gewürfelt	1 EL	1 EL	2 EL	2 EL	2 EL
Grüne Paprikaschote, gewürfelt	1 EL	1 EL	2 EL	2 EL	2 EL
Eier (Gew.-Kl. L)	1	1	2	2	3
Eiweiße (Gew.-Kl. L)	2	2	3	5	5
Salz, Pfeffer					
Saure Sahne	1 EL	1 EL	1 EL	2 EL	2 EL
Erdbeeren, halbiert	50 g	50 g	100 g	225 g	225 g

ZUBEREITUNG: Das Olivenöl in einer Pfanne erhitzen und Kartoffeln, Zwiebel und Paprika anbraten. Eier und Eiweiß verquirlen, mit Salz und Pfeffer würzen und in einer beschichteten Pfanne stocken lassen. Gemüse und saure Sahne darauf geben und das Omelett in der Mitte überschlagen. Mit den Erdbeeren servieren.

	A	B	C	D	E
Arme Ritter mit Kasseleraufschnitt					
Eier (Gew.-Kl. L)	1	1	1	1	2
Eiweiße (Gew.-Kl. L)	1	1	1	1	1
Fettarme Milch	1 EL	1 EL	2 EL	3 EL	3 EL
Vanillearoma	¼ TL	¼ TL	½ TL	½ TL	½ TL
Vollkorntoastbrot	1½ Scheiben	1½ Scheiben	2 Scheiben	3 Scheiben	4 Scheiben
Puderzucker	½ TL	½ TL	½ TL	½ TL	1 TL
Ahornsirup	1 TL	1 TL	2 TL	2½ TL	2½ TL
Kasseler (Aufschnitt)	25 g	25 g	45 g	80 g	80 g

ZUBEREITUNG: Eier und Eiweiß in einer flachen Schüssel mit Milch und Vanillearoma verquirlen. Brotscheiben in die Eiermischung legen, bis alle Flüssigkeit aufgenommen wurde und dann von beiden Seiten in einer beschichteten Pfanne goldgelb braten. Mit Puderzucker bestreuen, mit Sirup beträufeln und mit Kasseleraufschnitt belegt servieren.

MAHLZEITENPLAN

	A	B	C	D	E
Vital-Joghurt					
Magermilchjoghurt mit Früchten	75 g	75 g	125 g	175 g	250 g
Magerquark	75 g	75 g	125 g	175 g	250 g
Weizenkleie	1 EL	1 EL	1½ EL	1 EL	1½ EL
Mandelblättchen	1 EL	1 EL	1½ EL	1½ EL	2½ EL

ZUBEREITUNG: Joghurt mit Quark verrühren. Mit Weizenkleie und Mandeln bestreuen.

KINDERHIT

Banana Split Deluxe	A	B	C	D	E
Große Banane	⅓	⅓	½	¾	1
Hüttenkäse	100 g	100 g	150 g	200 g	250 g
Ananasstücke, abgetropft	40 g	40 g	60 g	75 g	100 g
Erdbeeren, geviertelt	40 g	40 g	60 g	90 g	125 g
Mandelblättchen	1⅓ EL	1⅓ EL	2 EL	3 EL	3⅓ EL
Zimtpulver					

ZUBEREITUNG: Die Banane längs aufschneiden und auf einen Teller legen. Hüttenkäse, Ananas und Erdbeeren darauf anrichten. Mit Mandeln und einer Prise Zimt bestreuen.

KINDERHIT

Hüttenkäse-Erdbeer-Brötchen	A	B	C	D	E
Milchbrötchen	½	½	¾	1	1½
Hüttenkäse	60 g	60 g	125 g	175 g	250 g
Große Erdbeeren	1	1	2	2	2
Honig	¼ TL	¼ TL	½ TL	1 TL	1 TL
Mandelblättchen	1⅓ EL	1⅓ EL	2 EL	2¾ EL	3½ EL

ZUBEREITUNG: Das Milchbrötchen mit Hüttenkäse und in Scheiben geschnittenen Erdbeeren belegen, mit Honig beträufeln und mit Mandeln bestreuen.

MAHLZEITENPLAN

	A	B	C	D	E
Frühstücksflocken mit Nüssen					
Fettarme Milch	80 ml	80 ml	120 ml	120 ml	180 ml
Molkeneiweißpulver	10 g	10 g	15 g	20 g	25 g
Kernige Haferflocken	50 g	50 g	70 g	100 g	125 g
Nüsse (Mandeln, Pekan- oder Walnüsse)	1⅔ EL	1⅔ EL	2½ EL	3½ EL	5 EL

ZUBEREITUNG: Milch mit Molkeneiweißpulver verrühren. Über Flocken und Nüsse geben.

	A	B	C	D	E
Frühstücksflocken mit Eiern					
Kernige Haferflocken	50 g	50 g	70 g	100 g	100 g
Erdbeeren, geviertelt	40 g	40 g	40 g	40 g	80 g
Fettarme Milch	120 ml	120 ml	120 ml	180 ml	180 ml
Mandelblättchen	1 TL	1 TL	1 EL	2 EL	2 EL
Eier (Gew.-Kl. L)	1	1	1	1	2
Eiweiße (Gew.-Kl. L)	2	2	3	4	4

ZUBEREITUNG: Haferflocken und Erdbeeren in eine Schüssel geben. Die Milch darübergießen, mit Mandeln bestreuen. Die Eier kochen, pochieren oder als Rührei zubereiten.

	A	B	C	D	E
Frühstücksflocken mit Sojamilch					
Sojamilch	80 ml	80 ml	120 ml	120 ml	120 ml
Molkeneiweißpulver	10 g	10 g	13 g	20 g	25 g
Kleieflakes (z. B. All-Bran Flakes, Kellogg's)	20 g	20 g	30 g	40 g	50 g
Mandelblättchen	1½ EL	1½ EL	2½ EL	3½ EL	5 EL
Große Erdbeeren	2	2	2	2	2

ZUBEREITUNG: Milch mit Molkeneiweißpulver in einer Schüssel verrühren. Flakes hinzufügen und mit Mandeln und Erdbeeren anrichten.

MAHLZEITENPLAN

	A	B	C	D	E
Heiße Frühstücksflocken mit Hüttenkäse					
Hüttenkäse	80 g	80 g	150 g	175 g	200 g
Haferflocken, mit etwas					
Wasser gekocht	100 g	100 g	135 g	200 g	150 g
Brauner Zucker	1 TL	1 TL	1½ TL	2 TL	2 TL
Butter	½ TL	½ TL	1 TL	1½ TL	1½ TL
Fettarme Milch	3 EL	3 EL	3 EL	6 EL	6 EL
Mandelblättchen	2 TL	2 TL	1 EL	1⅓ EL	1¾ EL

ZUBEREITUNG: Hüttenkäse mit den heißen Haferflocken verrühren, braunen Zucker, Butter, Milch und Mandeln darüber geben. Der Hüttenkäse schmilzt und wird sehr cremig.

KAPITEL SECHZEHN

ANTI-FETT-FORMEL-MITTAGESSEN

	MAHLZEITENPLAN				
	A	B	C	D	E

KINDERHIT

Bananen-Erdnuss-Shake

	A	B	C	D	E
Mittelgroße Banane	⅔	1	1	1⅓	1¾
Fettarme Milch	160 ml	180 ml	180 ml	240 ml	240 ml
Erdnussmus	2½ TL	1⅓ EL	1⅓ EL	1¾ EL	2⅓ EL
Molkeneiweißpulver	10 g	20 g	20 g	25 g	33 g

ZUBEREITUNG: Alle Zutaten im Mixer pürieren.

KINDERHIT

Früchte-Shake

	A	B	C	D	E
Mittelgroße Banane	⅓	½	½	⅔	¾
Pfirsiche, frisch oder gefroren	75 g	100 g	100 g	150 g	225 g
Wasser	120 ml	180 ml	180 ml	240 ml	320 ml
Molkeneiweißpulver	15 g	25 g	25 g	30 g	40 g
Mandelblättchen	2⅓ EL	3½ EL	3½ EL	5 EL	7 EL

ZUBEREITUNG: Alle Zutaten im Mixer pürieren.

MAHLZEITENPLAN

	A	B	C	D	E
KINDERHIT					
Tropischer Shake					
Ananas, frisch oder Dose, abgetropft	200 g	300 g	300 g	400 g	500 g
Wasser und/oder Eiswürfel	120 ml	120 ml	120 ml	160 ml	180 ml
Molkeneiweißpulver	20 g	30 g	30 g	40 g	50 g
Macadamia- oder Walnüsse, gehackt	1⅓ EL	2 EL	2 EL	2⅔ EL	3⅓ EL

ZUBEREITUNG: Alle Zutaten im Mixer pürieren.

	A	B	C	D	E
Genes Power-Shake					
Mittelgroße Banane	⅓	½	½	¾	1
Erdbeeren, frisch oder gefroren	175 g	175 g	175 g	250 g	300 g
Fettarme Milch	120 ml	240 ml	240 ml	240 ml	360 ml
Molkeneiweißpulver	15 g	20 g	20 g	30 g	35 g
Blütenpollen	1 TL	1 TL	1 TL	1½ TL	1½ TL
Leinöl	½ EL	¾ EL	¾ EL	1¼ EL	1⅓ EL

ZUBEREITUNG: Alle Zutaten im Mixer pürieren.

	A	B	C	D	E
KINDERHIT					
Pita mit Salat					
Hähnchen- oder Putensalat, fertig gekauft	120 g	150 g	150 g	210 g	270 g
Pitabrot	½	¾	¾	1	1
Mittelgroßer Apfel	½	½	½	1	1½

ZUBEREITUNG: Den Salat in das getoastete Pitabrot füllen. Mit Apfelspalten servieren.

MAHLZEITENPLAN

	A	B	C	D	E
Eiersalat in Pitabrot					
Eier (Gew.-Kl. L)	1	2	2	2	3
Eiweiße (Gew.-Kl. L)	2	4	4	6	7
Cornichons, gewürfelt	1	1⅓	1⅓	1½	3
Staudensellerie, gewürfelt	1 EL	2 EL	2 EL	2 EL	3 EL
Salatcreme (20 % Fett)	1⅓ EL	1¾ EL	1¾ EL	2¾ EL	3 EL
Senf	1 TL	2 TL	2 TL	2 TL	1 EL
Salz, Pfeffer					
Pitabrot	½	¾	¾	1	1½
Grüne oder blaue Weintrauben	50 g	75 g	75 g	75 g	75 g

ZUBEREITUNG: Eier hart kochen, abschrecken, schälen und einige der Eigelbe entfernen. Die Eier würfeln und mit Cornichons, Staudensellerie, Salatcreme und Senf mischen. Mit Salz und Pfeffer abschmecken. Eiersalat in die Pitatasche füllen und mit den Trauben servieren.

KINDERHIT

	A	B	C	D	E
Hähnchen-Wraps					
Maistortilla, fertig gekauft	2	3	3	4	5
Gekochte Hähnchenbrust, in dünnen Streifen	60 g	90 g	90 g	120 g	150 g
Saure Sahne	2 EL	3 EL	3 EL	4 EL	4 EL
Salsa (würzige Tomatensauce)	2 EL	3 EL	3 EL	3 EL	4 EL
Weißkohl, geraspelt	40 g	50 g	50 g	60 g	80 g
Cheddarkäse, gerieben	2½ EL	4 EL	4 EL	5 EL	6 EL

ZUBEREITUNG: Die Tortilla im Backofen oder in der Mikrowelle erwärmen. Hähnchenfleisch, saure Sahne, Salsa, Kohl und Käse darauf verteilen und aufrollen.

MAHLZEITENPLAN

	A	B	C	D	E
Bagel-Sandwich					
Mittelgroße Avocado	¼	⅓	⅓	⅓	½
Bagel oder Sesambrötchen	½	½	½	1	1½
Putenbrust, geräuchert	60 g	105 g	105 g	120 g	120 g
Fettarmer Schweizer Käse	30 g	30 g	30 g	45 g	60 g
Erdbeeren, in Scheiben	80 g	250 g	250 g	175 g	175 g

ZUBEREITUNG: Die Avocado mit einer Gabel zerdrücken, die Bagel- oder Brötchenhälften mit dem Püree bestreichen und mit Fleisch und Käse belegen. Mit den Erdbeeren servieren.

KINDERHIT

	A	B	C	D	E
Schinken-Käse-Sandwich					
Vollkorntoastbrot	2 Scheiben	3 Scheiben	3 Scheiben	4 Scheiben	5 Scheiben
Butter	1 EL	1 EL	1 EL	1⅓ EL	1½ EL
Magerer geräucherter Schinken	45 g	75 g	75 g	90 g	120 g
Fettarmer Schweizer Käse	30 g	45 g	45 g	60 g	75 g
Gewürzgurke	1	1	1	1	1
Mittelgroßer Pfirsich	½	1	1	1	1

Zubereitung: Die Brotscheiben toasten und mit Butter bestreichen. Mit Schinken, Käse und Gurkenscheiben belegen und zusammenklappen. Mit Pfirsichspalten servieren.

	A	B	C	D	E
Asiatisches Hähnchen					
Erdnussöl	½ EL	¾ EL	¾ EL	1 EL	1⅓ EL
Hähnchenbrustfilet, in Streifen	90 g	120 g	120 g	165 g	180 g
Brokkoliröschen	40 g	80 g	80 g	80 g	80 g
Sojasauce	½ TL	½–1 TL	½–1 TL	1 TL	1 TL
Salz, Pfeffer					
Reis, gekocht	100 g	130 g	130 g	200 g	250 g

ZUBEREITUNG: Erdnussöl in einem Topf oder Wok erhitzen und Hähnchen und Brokkoli unter Rühren braten. Mit Sojasauce, Salz und Pfeffer abschmecken. Mit gekochtem Reis servieren.

MAHLZEITENPLAN

	A	B	C	D	E
Milchbrötchen mit Quark und Obst					
Hüttenkäse	75 g	100 g	100 g	150 g	200 g
Magerquark	75 g	100 g	100 g	150 g	200 g
Nüsse (Mandeln, Pekan- oder Walnüsse)	1⅓ EL	2⅓ EL	2⅓ EL	3 EL	3½ EL
Milchbrötchen	1	1	1	1½	1½
Mittelgroße Netzmelone	⅛	⅛	⅛	¼	⅓
Erdbeeren, geviertelt	100 g	125 g	125 g	200 g	250 g

ZUBEREITUNG: Hüttenkäse und Magerquark verrühren. Auf die Milchbrötchenhälften streichen und mit den Nüssen bestreuen. Dazu die Früchte servieren.

KINDERHIT

Thunfischsalat auf Knäckebrot	A	B	C	D	E
Thunfisch in Wasser, abgetropft	90 g	180 g	180 g	240 g	300 g
Cornichon, gewürfelt	½	1	1	1	1
Staudensellerie, gewürfelt	½ Stange	½ Stange	½ Stange	½ Stange	½ Stange
Zwiebel, gewürfelt	1 EL	1 EL	1 EL	1 EL	1 EL
Salatcreme (20 % Fett)	1¾ EL	3 EL	3 EL	4 EL	4¾ EL
Roggen-Knäckebrot	2	3⅓	3⅓	5	6
Grüne oder blaue Weintrauben	40 g	50 g	50 g	50 g	50 g

ZUBEREITUNG: Den Thunfisch klein schneiden, mit Cornichon, Sellerie, Zwiebeln und Salatcreme mischen. Den Thunfischsalat auf den Knäckebrot-Scheiben verteilen, mit Trauben servieren.

MAHLZEITENPLAN				
A	**B**	**C**	**D**	**E**

Sojaburger

	A	B	C	D	E
Sojabratling, fertig gekauft	1	1½	1½	2	2½
Hamburgerbrötchen	1	1	1	1	2
Cheddarkäse	15 g	30 g	30 g	45 g	45 g
Tomatenscheiben	1	1	1	1	2
Salatblätter	2	2	2	2	4
Cornichon, in Scheiben	1	1	1	2	2
Ketchup	1 TL	1 TL	1 TL	1 TL	2 TL
Salatcreme (20 % Fett)	2 TL	2 TL	2 TL	2 TL	3 TL
Weintrauben	40 g	50 g	50 g	100 g	50 g

ZUBEREITUNG: Den Sojabratling nach Packungsanweisung garen. Den Bratling mit Käse, Tomate, Salat, Cornichon, Ketchup und Salatcreme auf dem Brötchen anrichten. Dazu die Weintrauben reichen.

KAPITEL SIEBZEHN

ANTI-FETT-FORMEL-SNACKS

	MAHLZEITENPLAN				
	A	B	C	D	E
KINDERHIT					
Bananen-Walnuss-Shake					
Mittelgroße Banane	⅓	⅓	⅓	⅓	¾
Fettarme Milch	120 ml	120 ml	120 ml	120 ml	240 ml
Fruchtzucker	1 TL	1 TL	1 TL	1 TL	1½ TL
Molkeneiweißpulver	10 g	10 g	10 g	10 g	20 g
Walnüsse, gehackt	1 EL	1 EL	1 EL	1 EL	2 EL

ZUBEREITUNG: Alle Zutaten in einem Mixer pürieren.

	A	B	C	D	E
Roastbeef-Bagel					
Bagel oder Sesambrötchen	½	½	½	½	1
Buttermilch-Frischkäse					
(z. B. Du darfst)	2 EL	2 EL	2 EL	2 EL	4 EL
Roastbeef	60 g	60 g	60 g	60 g	120 g

ZUBEREITUNG: Bagel- oder Brötchenhälfte(n) mit Frischkäse bestreichen und mit Fleisch belegen.

	MAHLZEITENPLAN				
	A	**B**	**C**	**D**	**E**

KINDERHIT

Tortilla-Röllchen

	A	B	C	D	E
Weizentortilla, fertig gekauft	1	1	1	1	2
Salatcreme (20 % Fett)	2 TL	2 TL	2 TL	2 TL	4 TL
Puten- oder Hähnchenbrust, geräuchert	75 g	75 g	75 g	75 g	150 g

ZUBEREITUNG: Weizentortilla mit Salatcreme bestreichen, mit Fleisch belegen und einrollen.

Wein und Käse

	A	B	C	D	E
Fettarmer Camembert oder Brie	60 g	60 g	60 g	60 g	120 g
Mandelblättchen	2 TL	2 TL	2 TL	2 TL	1 EL
Rot- oder Weißwein	$\frac{1}{8}$ l	$\frac{1}{8}$ l	$\frac{1}{8}$ l	$\frac{1}{8}$ l	$\frac{1}{4}$ l

ZUBEREITUNG: Den Käse in Scheiben schneiden und mit den Mandelblättchen bestreuen. Dazu den Wein genießen.

Krebscocktail

	A	B	C	D	E
Krebs- oder Hummerfleisch, gekocht	60 g	60 g	60 g	60 g	100 g
Blattsalat, gezupft	30 g	30 g	30 g	30 g	50 g
Cocktailsauce (Flasche)	5 EL	5 EL	5 EL	5 EL	10 EL
Nüsse (Mandeln, Pekan- oder Walnüsse), gehackt	$1\frac{1}{3}$ EL	$1\frac{1}{3}$ EL	$1\frac{1}{3}$ EL	$1\frac{1}{3}$ EL	$2\frac{1}{3}$ EL

ZUBEREITUNG: Krebs- oder Hummerfleisch und Salat in eine Schüssel geben, die Cocktailsauce darüber gießen und mit Nüssen bestreuen.

MAHLZEITENPLAN

	A	B	C	D	E
Krabbencocktail					
Nordsee- oder Eismeerkrabben, gekocht	60 g	60 g	60 g	60 g	100 g
Blattsalat, gezupft	30 g	30 g	30 g	30 g	50 g
Cocktailsauce (Flasche)	5 EL	5 EL	5 EL	5 EL	10 EL
Nüsse (Mandeln, Pekan- oder Walnüsse), gehackt	1½ EL	1½ EL	1½ EL	1½ EL	2⅓ EL

ZUBEREITUNG: Krabben und Salat in eine Schüssel geben. Die Cocktailsauce darüber gießen, mit den Nüssen bestreut servieren.

KINDERHIT

Hähnchen-Wrap	A	B	C	D	E
Weizentortilla, fertig gekauft	1	1	1	1	2
Gekochtes Hähnchenfleisch, gewürfelt	45 g	45 g	45 g	45 g	90 g
Cheddarkäse, gerieben	2 EL	2 EL	2 EL	2 EL	3 EL
Salsa (würzige Tomatensauce)	2 EL	2 EL	2 EL	2 EL	4 EL

ZUBEREITUNG: Tortilla mit Fleisch und Käse belegen und im Backofen oder in der Mikrowelle erhitzen, bis der Käse zerläuft. Salsa darüberträufeln und aufrollen.

Käse-Wrap	A	B	C	D	E
Weizentortilla, fertig gekauft	1	1	1	1	2
Fettarmer Cheddarkäse, gerieben	50 g	50 g	50 g	50 g	100 g
Chilischoten, gehackt, mild oder scharf	1 EL	1 EL	1 EL	1 EL	1 EL
Große schwarze Oliven, halbiert	3	3	3	3	2

ZUBEREITUNG: Die Tortilla mit Käse belegen und im Backofen oder in der Mikrowelle erhitzen bis der Käse schmilzt. Chilis und Oliven darüber streuen, einrollen und servieren.

MAHLZEITENPLAN

	A	B	C	D	E
Chips und Dip					
Magerquark	100 g	100 g	100 g	100 g	150 g
Mineralwasser	2 EL	2 EL	2 EL	2 EL	4 EL
Salsa (würzige Tomatensauce)	3 EL	3 EL	3 EL	3 EL	5 EL
Tortillachips	25 g	25 g	25 g	25 g	40 g

ZUBEREITUNG: Den Magerquark mit Mineralwasser und Salsa verrühren und als Dip zu den Chips reichen.

KAPITEL ACHTZEHN

ANTI-FETT-FORMEL-ABENDESSEN

MAHLZEITENPLAN

KINDERHIT

Rinderspieße mit gebratenem Reis

	A	B	C	D	E
Rinderfilet, gewürfelt	90 g	100 g	130 g	130 g	160 g
Teriyaki-Marinade (Flasche)	1 EL	1 EL	2 EL	2 EL	2 EL
Mittelgroße Paprikaschote, gewürfelt	⅓	⅓	½	½	½
Zwiebel, geviertelt	1	1	2	2	2
Cocktailtomaten	4	4	6	6	6
Reis-Wildreis-Mischung	3 EL	5 EL	5 EL	5 EL	7 EL
Rinderbrühe	125 ml	125 ml	125 ml	125 ml	150 ml
Olivenöl	1½ TL	1½ TL	2 TL	2 TL	2 TL
Möhren, fein gewürfelt	20 g	30 g	40 g	40 g	40 g
Staudensellerie, fein gewürfelt	20 g	30 g	40 g	40 g	40 g

ZUBEREITUNG: Das Fleisch mit der Teriyaki-Marinade bepinseln und 20 Minuten ziehen lassen. Fleisch und Gemüse abwechseln auf Holzspieße stecken und grillen. In der Zwischenzeit den Reis in der Rinderbrühe garen und abgießen. Das Öl erhitzen und die Gemüsewürfel darin andünsten. Den Reis zugeben und mit den Gemüsewürfeln mischen, zum Fleischspieß servieren.

MAHLZEITENPLAN

KINDERHIT / FAMILIENGERICHT

Käsemakkaroni mit Hähnchenfleisch

	A	B	C	D	E
Käsemakkaroni (Rezept siehe unten)	200 g	250 g	300 g	300 g	350 g
Hähnchenbrust, gekocht	75 g	75 g	90 g	90 g	120 g
Grüne Bohnen, gegart	100 g	150 g	150 g	150 g	225 g
Mittelgroßer Pfirsich	1	1	1	1	1

KÄSEMAKKARONI

3 EL Olivenöl

2 EL Mehl

500 ml fettarme Milch

150 g fettarmer Cheddarkäse

Salz, Pfeffer

700 g Makkaroni, gekocht (280 g Rohgewicht)

ZUBEREITUNG: Den Backofen auf 175 °C (Umluft 160 °C/Gas: Stufe 2–3) vorheizen. Das Öl in einem Topf erhitzen, Mehl anschwitzen und die Milch zugießen. 5 Minuten bei milder Hitze unter Rühren köcheln, dann den Käse zugeben und schmelzen lassen. Mit Salz und Pfeffer abschmecken. Die Makkaroni in eine Auflaufform geben, die Käsesauce darüber gießen. Auf der mittleren Schiene etwa 35 Minuten backen, bis die Oberfläche gebräunt ist. Die entsprechende Menge mit Hähnchenfleisch und Bohnen servieren, dazu den Pfirsich reichen.

MAHLZEITENPLAN

Thailändische Hähnchenpizza

	A	B	C	D	E
Weizentortilla, fertig gekauft	1½	1¾	2	2	2½
Erdnussmus	1 EL	1 EL	1⅓ EL	1⅓ EL	1½ EL
Gekochte Hähnchenbrust	90 g	100 g	120 g	120 g	150 g
Möhren, fein gerieben	1⅓ EL	1⅓ EL	1½ EL	1½ EL	2½ EL
Bohnensprossen, frisch	30 g	30 g	30 g	30 g	50 g
Blattsalat, gezupft	120 g	120 g	120 g	120 g	120 g
Salatdressing ohne Öl (Flasche)	1 EL	1 EL	1 EL	1 EL	1 EL

ZUBEREITUNG: Den Backofen auf 200 °C (Umluft: 180 °C/Gas: Stufe 3–4) vorheizen und die Tortillas knusprig backen. Das Erdnussmus daraufstreichen, Hähnchenfleisch und Möhren darauf verteilen. 5 Minuten weiterbacken, die Bohnensprossen darüber streuen. Salat und Dressing mischen und zur »Pizza« servieren.

KINDERHIT

Hähnchenpizza

	A	B	C	D	E
Weizentortilla, fertig gekauft	1½	1¾	2	2	2½
Pizzatomaten, Dose	1½ EL	2 EL	2 EL	2 EL	2½ EL
Salz, Pfeffer, getrockneter Oregano					
Hähnchenbrustfilet, gekocht, gewürfelt	75 g	90 g	120 g	120 g	135 g
Rote Zwiebel, fein gewürfelt	½ EL	½ EL	⅔ EL	⅔ EL	1 EL
Korianderblätter, gehackt	1 TL	1 TL	2 TL	2 TL	2 TL
Goudakäse, gerieben	3 EL	3 EL	4 EL	4 EL	6 EL
Blattsalat, gezupft	100 g	100 g	100 g	100 g	100 g
Salatdressing ohne Öl (Flasche)	1 EL	1 EL	1 EL	1 EL	1 EL

ZUBEREITUNG: Den Backofen auf 200 °C (Umluft: 180 °C/Gas: Stufe 3–4) vorheizen und die Tortillas knusprig backen. Pizzatomaten auf die Tortilla streichen, mit Salz, Pfeffer und Oregano würzen. Hähnchenfleisch, Zwiebeln, Koriander und Käse darauf verteilen und 10–15 Minuten backen, bis der Käse goldgelb zerläuft. Mit angemachtem Salat servieren.

MAHLZEITENPLAN

	A	B	C	D	E
Hähnchenpizza mit Pesto					
Weizentortilla, fertig gekauft	2	2¼	2½	2½	3
Pesto	1 EL	1⅓ EL	2 EL	2 EL	2 EL
Hähnchenbrustfilet, gekocht, gewürfelt	100 g	100 g	120 g	120 g	165 g
Frühlingszwiebel, gehackt	2 EL	2 EL	2½ EL	2½ EL	3 EL
Blattsalat, gezupft	100 g	100 g	100 g	100 g	100 g
Salatdressing ohne Öl (Flasche)	1 EL	1 EL	1 EL	1 EL	1 EL

ZUBEREITUNG: Den Backofen auf 200 °C (Umluft: 180 °C/Gas: Stufe 3–4) vorheizen und die Tortillas knusprig backen. Mit Pesto bestreichen und mit Hähnchen und Frühlingszwiebeln belegen. 10-15 Minuten im Backofen erhitzen. Mit dem Salat servieren.

KINDERHIT

Pizza mit geräucherter Putenbrust	A	B	C	D	E
Weizentortilla, fertig gekauft	1½	1¾	2	2	2½
Pizzatomaten, Dose	3 EL	4 EL	4 EL	4 EL	4 EL
Geräucherte Putenbrust, in Streifen	60 g	60 g	60 g	60 g	90 g
Champignons, in Scheiben	50 g	50 g	60 g	60 g	60 g
Zwiebel, gehackt	1 EL	1½ EL	2 EL	2 EL	2½ EL
Große schwarze Oliven	3	3	6	6	6
Mozzarellakäse, gerieben	30 g	50 g	50 g	50 g	65 g
Parmesankäse, gerieben	1½ EL	1½ EL	2 EL	2 EL	2 EL
Blattsalat, gezupft	100 g	100 g	100 g	100 g	100 g
Salatdressing ohne Öl (Flasche)	1 EL	1 EL	1 EL	1 EL	1 EL

ZUBEREITUNG: Den Backofen auf 200 °C (Umluft: 180 °C/Gas: Stufe 3–4) vorheizen und die Tortillas knusprig backen. Mit Pizzatomaten bestreichen und mit Putenbrust, Champignons, Zwiebeln, Oliven und Käse belegen. 10-15 Minuten backen. Mit angemachtem Salat servieren.

	MAHLZEITENPLAN				
	A	**B**	**C**	**D**	**E**

KINDERHIT

Pizza Hawaii

	A	B	C	D	E
Weizentortilla, fertig gekauft	1½	1¾	2	2	2½
Pizzatomaten, Dose	1½ EL	1¾ EL	2 EL	2 EL	2½ EL
Kasseler-Aufschnitt, gewürfelt	120 g	120 g	135 g	135 g	165 g
Ananasring, Dose, abgetropft	1	1	1	1	1½
Mozzarellakäse, gerieben	2 EL	2 EL	3 EL	3 EL	5 EL
Blattsalat, gezupft	120 g	120 g	120 g	120 g	120 g
Salatdressing ohne Öl (Flasche)	1 EL	1 EL	1 EL	1 EL	1 EL

ZUBEREITUNG: Den Backofen auf 200 °C (Umluft: 180 °C/Gas: Stufe 3–4) vorheizen und die Tortillas knusprig backen. Die Pizzatomaten daraufstreichen und mit Kasseler, Ananas und Käse belegen. 10–15 Minuten backen, bis der Käse goldgelb zerläuft. Mit angemachtem Salat servieren.

Hot-Chili-Pizza

	A	B	C	D	E
Weizentortilla, fertig gekauft	2	2	2½	2½	3
Gouda, gerieben	2½ EL	2½ EL	3 EL	3 EL	4 EL
Fettarmer Cheddarkäse, gerieben	2 EL	2 EL	2½ EL	2½ EL	3 EL
Grüne Chilischoten, fein gehackt	2 EL	2 EL	2½ EL	2½ EL	3 EL
Hähnchenbrustfilet, gekocht, gewürfelt	75 g	90 g	105 g	105 g	135 g
Große schwarze Oliven, in Scheiben	4	6	6	6	6

Zubereitung: Den Backofen auf 200 °C (Umluft: 180 °C/Gas: Stufe 3–4) vorheizen und die Tortillas knusprig backen. Mit Käse, Chiliwürfeln, Hähnchen und Oliven belegen. 10–15 Minuten backen.

MAHLZEITENPLAN

KINDERHIT / FAMILIENGERICHT

Pitatasche mit Putenbolognese

	A	B	C	D	E
Putenbolognese (Rezept siehe unten)	250 g	350 g	500 g	500 g	600 g
Pitabrot	1	1½	2	2	2½
Pfirsiche, frisch oder Dose, in Spalten	110 g	110 g	150 g	150 g	225 g

PUTENBOLOGNESE

2 EL Olivenöl

450 g Puten- oder Hähnchenhackfleisch (ersatzweise Beefsteakhack)

1 Zwiebel, fein gewürfelt

50 g Staudensellerie, fein gewürfelt

50 g grüne Paprikaschote, fein gewürfelt

1 Knoblauchzehe, gepresst

60 g Champignons, fein gewürfelt

6 EL Chilisauce (Flasche)

120 ml Tomatenketchup

1 TL Worcestersauce

120 ml Wasser

ZUBEREITUNG: Das Öl erhitzen und das Hackfleisch scharf anbraten. Gemüsewürfel zugeben und kurz anbraten. Chilisauce, Ketchup, Worcestersauce und Wasser zugeben und ohne Deckel 15–20 Minuten köcheln. Die angegebene Portion in die getoastete Pitatasche füllen, Pfirsichspalten dazu servieren.

MAHLZEITENPLAN

	A	B	C	D	E
Fischtacos					
Olivenöl	¼ TL	½ TL	½ TL	½ TL	1¼ TL
Kabeljaufilet, gewürfelt	135 g	150 g	180 g	180 g	240 g
Salz, Pfeffer, Paprikapulver					
Fettarmer Naturjoghurt	3 EL	3 EL	4 EL	4 EL	4 EL
Maistortillas	2	3	3	3	4
Weißkohl, in feinen Streifen	30 g	30 g	40 g	40 g	60 g
Salsa (würzige Tomatensauce)	3 EL	3 EL	3 EL	3 EL	5 EL
Mittelgroße Avocado	¼	¼	¼	¼	⅓

ZUBEREITUNG: Olivenöl in einer beschichteten Pfanne erhitzen und die Fischwürfel bei milder Hitze garen. Mit Salz und Pfeffer würzen. Den Joghurt mit Paprikapulver würzen. Maistortilla im Backofen oder in der Mikrowelle erhitzen, mit Fisch, Joghurt, Kohl, Salsa und Avocadoscheiben füllen.

KINDERHIT

Spaghetti mit Fleischbällchen	A	B	C	D	E
Beefsteakhack	90 g	100 g	120 g	120 g	150 g
Eiweiß (Gew.-Kl. L)	1	1	1	1	1
Paniermehl	2 TL	1 EL	1½ EL	1½ EL	1½ EL
Salz, Pfeffer, getrocknete italienische Kräuter					
Nudelsauce, Glas oder selbstgemacht	120 ml	120 ml	120 ml	120 ml	180 ml
Spaghetti, gekocht	100 g (40 g roh)	150 g (60 g roh)	175 g (70 g roh)	175 g (70 g roh)	225 g (90 g roh)
Parmesankäse, gerieben	2 TL	1 EL	1 EL	1 EL	2 EL
Blattsalat, gezupft	120 g	120 g	120 g	120 g	120 g
Italienisches Salatdressing (Flasche)	1½ EL	1½ EL	2 EL	2 EL	2 EL

ZUBEREITUNG: Hackfleisch mit Eiweiß und Paniermehl mischen, mit Salz, Pfeffer und Kräutern würzen und zu kleinen Bällchen formen. In einer beschichteten Pfanne bei mittlerer Hitze braten. Nudelsauce zugeben und 10 Minuten köcheln. Über die gekochten Spaghetti geben, mit Parmesan bestreuen und mit Salat servieren.

MAHLZEITENPLAN				
A	**B**	**C**	**D**	**E**

KINDERHIT / FAMILIENGERICHT

Lasagne

	A	B	C	D	E
Lasagne (Rezept siehe unten)	1¼ St.	1½ St.	1¾ St.	1¾ St.	2 Stücke
Blattsalat, gezupft	90 g	90 g	120 g	120 g	120 g
Essig-Öl-Salatdressing (Flasche)	2 TL	2 TL	1 EL	1 EL	1 EL

LASAGNE

225 g Beefsteakhack

250 g Ricottakäse

250 g Magerquark

2 EL frische Petersilie

1 Ei (Gew.-Kl. L)

1 Eiweiß (Gew.-Kl. L)

Salz, Pfeffer

¾ l Tomatensauce (Glas)

250 g Lasagneblätter, vorgegart

50 g fettarmer Gouda, gerieben

3 EL Parmesankäse, gerieben

ZUBEREITUNG: Den Backofen auf 200 °C (Umluft: 180 °C/Gas: Stufe 3–4) vorheizen. Das Hackfleisch in einer beschichteten Pfanne anbraten. Ricotta mit Magerquark, Petersilie, Ei und Eiweiß mischen, mit Salz und Pfeffer würzen. In eine ofenfeste Form zuerst etwas Tomatensauce geben. Nacheinander Lasagneblätter, Ricottamischung, Hackfleisch und Tomatensauce einschichten. Mit Gouda und Parmesankäse bestreuen und 30–40 Minuten backen, bis der Käse goldgelb gebräunt ist. In 8 gleich große Stücke schneiden. Die entsprechende Anzahl der Stücke mit dem angemachten Salat servieren.

MAHLZEITENPLAN

FAMILIENGERICHT	A	B	C	D	E
Deli-Sandwich					
Deli-Sandwich	1½ St.	1¾ St.	2 Stücke	2 Stücke	2⅓ St.
Gewürzgurke	½	¾	1	1	1¾

DELI-SANDWICH

1 kleines Baguette
¾ Avocado, zerdrückt
450 g geräucherte Putenbrust, in Scheiben
100 g fettarmer Schweizer Käse
100 g Blattsalat, gezupft
2 Tomaten, in dünnen Scheiben
½ Zwiebel, in dünnen Ringen
½ grüne Paprikaschote, in dünnen Streifen
2 EL Italienisches Salatdressing (Flasche)
2 EL Senf

ZUBEREITUNG: Das Brot der Länge nach aufschneiden. Eine Hälfte mit Avocado bestreichen, mit Putenbrust, Käse, Salat, Tomaten, Zwiebeln und Paprika belegen und mit Salatdressing beträufeln. Die andere Brothälfte mit Senf bestreichen, beide Hälften aufeinanderlegen. In 8 gleich große Stücke schneiden. Mit Gewürzgurke servieren.

	MAHLZEITENPLAN				
	A	B	C	D	E
Gegrillter Lachs					
Lachssteak oder -filet	120 g	150 g	180 g	180 g	200 g
Salz, Pfeffer, Knoblauchpulver, Zitronensaft					
Mittelgroße Kartoffeln, gekocht	1⅓	1½	2	2	2½
Spargelstangen, gedämpft	10	10	10	10	12
Blattsalat, gezupft	120 g	120 g	120 g	120 g	150 g
Italienisches Salatdressing (Flasche)	2 EL	2 EL	2 EL	2 EL	2½ EL

ZUBEREITUNG: Lachsteak oder -filet grillen. Mit Salz, Pfeffer, Knoblauch und Zitronensaft würzen. Mit gekochten Kartoffeln, gedämpftem Spargel und angemachtem Salat servieren.

KINDERHIT / FAMILIENGERICHT

Taco-Suppe					
Taco-Suppe (Rezept siehe unten)	450 g	500 g	600g	600 g	800 g
Saure Sahne	2 EL	2 EL	3 EL	3 EL	3½ EL
Fettarmer Cheddarkäse, gerieben	1 EL	1 EL	2 EL	2 EL	3 EL

TACO-SUPPE

1 EL Olivenöl

700 g Beefsteakhack

2 Zwiebeln, gewürfelt

1 Knoblauchzehe, gepresst

1 große Dose Pizzatomaten mit Saft (800 g)

1 Packung passierte Tomaten (500 g)

1 Dose Kidneybohnen (250 g Abtropfgewicht)

1 Dose Maiskörner (285 g Abtropfgewicht)

¼ l Gemüsebrühe

30 g Taco-Würzmischung

ZUBEREITUNG: Das Öl erhitzen und das Hackfleisch darin scharf anbraten. Zwiebeln und Knoblauch zugeben und kurz mitbraten. Pizzatomaten, passierte Tomaten, Bohnen, Mais, Gemüsebrühe und Würzmischung zugeben und 20 Minuten köcheln. Die angegebene Menge Suppe servieren, saure Sahne und Käse als Klecks daraufsetzen.

MAHLZEITENPLAN

Rindergulasch mit Gemüse

	A	B	C	D	E
Rindergulasch (Rezept siehe unten)	450 g	500 g	550 g	550 g	650 g
Blattsalat, gezupft	120 g	120 g	120 g	120 g	150 g
Italienisches Salatdressing (Flasche)	2 TL	2 TL	1 EL	1 EL	1½ EL
Pfirsiche, in Spalten, frisch oder Dose	150 g	150 g	225 g	225 g	250 g

RINDERGULASCH

1 EL Olivenöl

700 g mageres Rindergulasch

½ Zwiebel, fein gewürfelt

1 Knoblauchzehe, gepresst

550 ml Wasser

1 EL Worcestersauce

2 Lorbeerblätter

1 TL Fruchtzucker

½ TL Paprikapulver

¼ TL Pimentpfeffer

500 g Möhren, in Stifte geschnitten

400 g Kartoffeln, gewürfelt

250 g Perlzwiebeln oder kleine Schalotten

3 EL Mehl

ZUBEREITUNG: Olivenöl erhitzen und das Fleisch anbraten. Zwiebeln und Knoblauch kurz mitbraten, 500 ml Wasser zugießen, Worcestersauce, Lorbeerblätter Fruchtzucker, Paprikapulver und Pimentpfeffer zugeben. Zugedeckt bei milder Hitze 1 Stunde schmoren. Möhren, Kartoffeln und Perlzwiebeln zugeben und weitere 30 Minuten köcheln. Mehl mit dem restlichen Wasser glattrühren, unter das Gulasch rühren und 5 Minuten weiterkochen, mit Salz und Pfeffer abschmecken. Die angegebene Menge Gulasch mit Salat und Pfirsichen servieren.

M A H L Z E I T E N P L A N

	A	B	C	D	E

KINDERHIT

Cäsar-Salat mit Thunfisch und Nudeln

	A	B	C	D	E
Vollkorntoastbrot	1 Scheibe	1 Scheibe	1 Scheibe	1 Scheibe	1 Scheibe
Cäsar-Dressing (Rezept siehe Seite 77)	1⅔ EL	1⅔ EL	2⅓ EL	2⅓ EL	2⅔ EL
Blattsalat, gezupft	80 g	120 g	120 g	120 g	120 g
Tortellini mit Käsefüllung, gekocht	150 g	170 g	225 g	225 g	335 g
Thunfisch in Wasser, abgetropft	90 g	90 g	100 g	100 g	120 g
Parmesankäse, gerieben	1 EL	1⅓ EL	1½ EL	1½ EL	1½ EL

ZUBEREITUNG: Das Toastbrot zweimal toasten und würfeln. Das Dressing unter die Salatzutaten heben, mit Croutons und Parmesan bestreuen.

KINDERHIT

Gegrillte Hähnchenbrust mit Gemüse

	A	B	C	D	E
Hähnchenbrustfilet	100 g	120 g	150 g	150 g	180 g
Maiskolben, vorgekocht	½	½	1	1	1½
Grüne Bohnen, frisch oder tiefgefroren	200 g	225 g	225 g	225 g	300 g
Gewürzgurke	½	1	1	1	1
Butter	½ TL	½ TL	1 TL	1 TL	1½ TL
Mandelblättchen	2 EL	2 EL	2 EL	2 EL	2 EL
Barbecuesauce (Flasche)	1½ EL	2 EL	2 EL	2 EL	2 EL
Erdbeeren, geviertelt	250 g	250 g	250 g	250 g	250 g

ZUBEREITUNG: Hähnchenbrustfilet und Maiskolben grillen. Gleichzeitig die Bohnen in wenig Salzwasser garen. Fleisch, Gemüse und Gewürzgurke auf einem Teller anrichten. Die Butter auf dem Maiskolben schmelzen lassen, mit Mandelblättchen bestreuen, die Hähnchenbrust mit Barbecuesauce bestreichen. Die Erdbeeren als Dessert servieren.

KAPITEL NEUNZEHN

ANTI-FETT-FORMEL-DESSERTS

Die folgenden Desserts sind ebenfalls nach der 40-30-30-Formel entwickelt. Sie sollten fester Bestandteil Ihrer Anti-Fett-Formel fürs Leben werden. Sie können die Desserts als gelegentlichen Snack am Nachmittag, als Betthupferl oder als besondere Feiertagsspezialität genießen.

KINDERHIT
KÄSEKUCHEN MIT KÜRBIS

Fett und Mehl für die Springform

350 g Magerquark

2 EL saure Sahne

30 g Fruchtzucker

60 g brauner Zucker

2 Eier (Gew.-Kl. L)

30 g Molkeneiweißpulver

1 Prise Salz

½ TL Vanillearoma

½ TL Zimtpulver

1 Prise Ingwerpulver

1 Prise gemahlene Gewürznelken

150 g Kürbis (Glas), abgetropft

8 EL Schlagsahne

Den Backofen auf 175 °C (Umluft: 160 °C/Gas: Stufe 2–3) vorheizen. Eine kleine Springform (Durchmesser 20 cm) einfetten und mit Mehl bestäuben. Quark mit saurer Sahne und Zucker schaumig rühren, bis sich der Zucker aufgelöst hat. Nacheinander die Eier zugeben und gut verrühren. Molkeneiweißpulver, Salz, Gewürze und den klein gewürfelten Kürbis zugeben und noch einmal gründlich verrühren. Die Quarkmasse in die Springform füllen und glattstreichen. Auf der mittleren Schiene 40–50 Minuten backen. Wenn die Oberfläche zu dunkel wird, mit einem Stück Alufolie abdecken. Den Kuchen im Ofen mit geöffneter Tür abkühlen lassen, erst dann vorsichtig aus der Form lösen. Mit geschlagener Sahne servieren. Der Kuchen hält sich in Frischhaltefolie eingeschlagen im Kühlschrank einige Tage, kann aber auch eingefroren werden. Ergibt 8 Portionen.

Pro Portion: 150 Kalorien, Kohlenhydrate: 14 g, Eiweiß: 11 g, Fett: 5 g

ORANGEN-WALNUSS-GUGELHUPF

❖

Fett und Mehl für die Backform

50 g Butter

500 g Magerquark

175 g Fruchtzucker

1 Ei (Gew.-Kl. L)

4 Eiweiße (Gew.-Kl. L)

120 g Mehl

2 TL Backpulver

95 g Molkeneiweißpulver

1 TL geriebene Orangenschale

1 Prise Salz

80 g Walnüsse, gehackt

6 EL fettarme Milch

Backofen auf 175 °C (Umluft: 160 °C/Gas: Stufe 2–3) vorheizen. Eine Napfkuchenform (3 l Inhalt) einfetten und mit Mehl bestäuben. Butter, Quark und Zucker schaumig rühren, bis sich der Zucker aufgelöst hat. Ei und Eiweiße nacheinander zugeben und gründlich verrühren. Mehl und Backpulver sieben, mit Molkeneiweißpulver, Orangenschale und Salz mischen. Mehlmischung, Walnüsse und Milch zugeben und noch einmal gut verrühren. Den Teig in die Form füllen und glattstreichen. Auf der mittleren Schiene 60–70 Minuten backen. Den Kuchen noch warm aus der Form stürzen und auf einem Kuchengitter abkühlen lassen. Ergibt 24 Portionen.

Pro Portion: 120 Kalorien, Kohlenhydrate: 12 g, Eiweiß: 8 g, Fett: 4 g

KINDERHIT
KERNIGE ERDNUSSMAKRONEN

❖

3 Eiweiße (Gew.-Kl. L)

60 g Fruchtzucker

60 g Erdnüsse, gehackt

40 g kernige Haferflocken

50 g Molkeneiweißpulver

Den Backofen auf 175 °C (Umluft: 160 °C/Gas: Stufe 2–3) vorheizen. Eiweiße mit dem Fruchtzucker steif schlagen. Erdnüsse, Haferflocken und Molkeneiweißpulver unter den Eischnee heben. Den Plätzchenteig mit einem Teelöffel auf ein mit Backpapier ausgelegtes Backblech setzen. Auf der mittleren Schiene 10–15 Minuten backen. Auf einem Kuchengitter abkühlen lassen.

Pro Plätzchen: 31 Kalorien, Kohlenhydrate: 3 g, Eiweiß: 2 g, Fett: 1 g

KINDERHIT
SCHOKO-ERDNUSS-SHAKE

❖

200 g Magermilch-Vanille-Joghurt (0,1 % Fett)

100 ml fettarme Milch

5 Eiswürfel

1 EL Erdnussmus

1 EL ungesüßtes Kakaopulver

2 TL Fruchtzucker

10 g Molkeneiweißpulver

Alle Zutaten im Mixer pürieren. Ergibt 2 Portionen.

Pro Portion: 170 Kalorien, Kohlenhydrate: 16 g, Eiweiß: 13 g, Fett: 6 g

KINDERHIT
»KALTER HUND«

❖

500 ml Vanilleeis

600 g Magermilch-Vanille-Joghurt (0,1 % Fett)

100 ml fettarme Milch

2 EL ungesüßtes Kakaopulver

80 g Molkeneiweißpulver

200 g Vollkorn-Butterkekse

Eiscreme mit Joghurt, Milch, Kakaopulver und Molkeneiweißpulver im Mixer pürieren. Eine Kastenform (24 cm) mit Klarsichtfolie auslegen. Eismasse und Butterkekse abwechselnd einschichten. Mindestens 3 Stunden in die Tiefkühltruhe stellen. Ergibt 12 Portionen.

Pro Portion: 146 Kalorien, Kohlenhydrate: 16 g, Eiweiß: 10 g, Fett: 5 g

MANDELBISCOTTI

❖

100 g Mehl

2½ TL Backpulver

100 g Molkeneiweißpulver

100 g Fruchtzucker

2 Eiweiß (Gew.-Kl. L)

1 EL geriebene Orangenschale

1 TL Vanillearoma

1 Prise Salz

30 g Butter

50 g gehackte Mandeln

Den Backofen auf 175 °C (Umluft: 160 °C/Gas: Stufe 2–3) vorheizen. Mehl, Backpulver, Molkeneiweißpulver, und Zucker auf die Arbeitsfläche geben, in die Mitte eine Mulde drücken. Die Eiweiße, Orangenschale, Vanillearoma und Salz hineingeben, Butterflöckchen am Rand verteilen. Mit den Händen zu einem festen Teig verarbeiten, zuletzt die Mandeln unterkneten. Den Teig zu zwei Rollen formen und auf ein mit Backpapier belegtes Blech legen. Auf der mittleren Schiene 15 Minuten backen. Die Teigrollen etwas abkühlen lassen, dann mit einem Brotmesser schräg in etwa 1 cm dicke Scheiben schneiden. Die Plätzchen mit der Schnittfläche auf das Blech legen und noch einmal auf der mittleren Schiene etwa 10 Minuten backen. Auf einem Kuchengitter abkühlen lassen und in einer Blechdose aufbewahren. Ergibt etwa 36 Stück.

Pro Keks: 44 Kalorien, Kohlenhydrate: 5 g, Eiweiß: 3 g, Fett: 1 g

SCHOKO-ESPRESSO-GUGELHUPF

Fett und Mehl für die Backform

75 g Butter

170 g Fruchtzucker

500 g Magerquark

1 Ei (Gew.-Kl. L)

3 Eiweiße (Gew.-Kl. L)

1 Prise Salz

1 TL Vanillearoma

120 g Mehl

100 g Molkeneiweißpulver

2 TL Backpulver

50 g ungesüßtes Kakaopulver

80 ml fettarme Milch

2 TL Instant-Kaffee oder -Espressopulver

30 g Zartbitterkuvertüre

Den Backofen auf 175 °C (Umluft: 160 °C/Gas: Stufe 2–3) vorheizen. Eine Napfkuchenform (3 l Inhalt) einfetten und mit Mehl bestäuben. Butter und Zucker schaumig rühren. Nacheinander Quark, Ei, Eiweiße, Salz und Vanillearoma zugeben und gut verrühren. Mehl, Molkeneiweißpulver, Backpulver und Kakao zusammen sieben, die Milch erwärmen und mit dem Kaffeepulver verrühren. Mehlmischung und Espressomilch in zwei Portionen zum Teig geben und noch einmal gründlich verrühren. Den Teig in die Kuchenform geben und glattstreichen. Auf der mittleren Schiene 60–70 Minuten backen. Den Kuchen noch warm auf ein Kuchengitter stürzen und abkühlen lassen. Die Kuvertüre erhitzen und den Kuchen damit gitterförmig überziehen. Ergibt 24 Portionen.

Pro Stück: 115 Kalorien, Kohlenhydrate: 13 g, Eiweiß: 8 g, Fett: 3 g

TEIL VIER

DIE ANTI-FETT-FORMEL IM ALLTAG

KAPITEL ZWANZIG

ESSEN AUSSER HAUS

Auf Reisen muss man sich bei der Zubereitung des Essens vollständig auf andere verlassen. Viele Menschen nehmen das Reisen als willkommene Ausrede für schlechte Essgewohnheiten und beschweren sich darüber, dass sie ja keinen Einfluss auf das Essen haben. Dabei sind sie es doch, die bestellen und die Rechnung bezahlen. Bestellen Sie genau das, was Sie wollen und bestehen Sie darauf, dass es nach Ihren Wünschen zubereitet wird. Wenn das in einem Restaurant Schwierigkeiten bereitet, sollten Sie aufstehen und in ein anderes gehen.

FRÜHSTÜCK AUF REISEN

Fangen wir mit dem Frühstück an. Bis heute ist die Ansicht verbreitet, das Frühstück sei die wichtigste Mahlzeit des Tages. Tatsächlich sind alle Mahlzeiten wichtig. Das Frühstück ist allerdings die erste Mahlzeit des Tages, nachdem man die ganze Nacht hindurch gefastet hat. Wichtiger noch ist es aber, das Frühstück als die erste Gelegenheit des Tages zu betrachten, den Blutzuckerspiegel für die nächsten vier bis fünf Stunden auszubalancieren und den Fettverbrenner Glukagon zu stimulieren. So haben Sie Ihren Körper richtig darauf programmiert, vor allem Fett für die Energieversorgung zu verbrennen.

Viele Hotels bieten ein Frühstück an, das aus kohlenhydratreichen Dingen wie Brötchen, Müsli, Saft und Kaffee besteht und nennen das »Continental Breakfast«. Fühlen Sie sich bei dieser eingeschränkten Auswahl nur nicht verpflichtet, es zu essen, bloß weil es nichts kostet! Viele Hotels bieten ein Frühstücksbüffet an. Das macht es Ihnen leicht, sich die richtigen Lebensmittel herauszusuchen.

Hier finden Sie ein Beispiel, wie Sie sich am Frühstücksbüfett eine Turbo-Programm-Mahlzeit zusammenstellen können. Die Menge entspricht dem Plan C:

	Kalorien	Kohlen-hydrate	Eiweiß	Fett
2 hart gekochte Eier	157	1	13	11
3 hart gekochte Eiweiße	44	1	10	0
150 g Obstsalat	130	30	1	0
1 Becher (125 g) fettarmer Naturjoghurt	57	5	4	2
Kaffee oder Tee, ungesüßt	0	0	0	0
Insgesamt	388	37	28	13
PROZENTANTEIL DER KALORIEN		39 %	30 %	31 %

Und hier nun ein Beispiel, wie Sie sich am Frühstücksbüfett eine reguläre Anti-Fett-Formel-Mahlzeit zusammenstellen können. Die Menge entspricht dem Plan C:

	Kalorien	Kohlen-hydrate	Eiweiß	Fett
2 hart gekochte Eier	157	1	13	11
3 hart gekochte Eiweiße	44	1	10	0
100 g Obstsalat	87	19	1	0
1 Scheibe Vollkorntoastbrot	63	11	2	1
½ TL Halbfettmargarine	11	0	0	1
2 TL Konfitüre	27	6	0	0
Kaffee oder Tee, ungesüßt	0	0	0	0
Insgesamt	389	38	26	14
PROZENTANTEIL DER KALORIEN		40 %	27 %	33 %

Bei einem Frühstück im Restaurant kennen Sie in der Regel nicht die genaue Zusammensetzung. Meist können Sie nicht beeinflussen, mit wie viel Fett gekocht wird. Machen Sie sich hier keine zu großen Sorgen um Perfektion. Nah dran ist immer gut genug. Die folgenden Beispiele zeigen, welche Frühstücke für das Turbo-Programm und die Anti-Fett-Formel Sie leicht bestellen können.

FRÜHSTÜCK
BEISPIELE FÜR DAS TURBO-PROGRAMM

1. Drei Eier (lassen Sie zwei Eigelb weg und essen Sie nur das Eiweiß), Tomaten und Orangensaft
2. Drei Eier (lassen Sie zwei Eigelb weg und essen Sie nur das Eiweiß) und Obstsalat
3. Magerquark oder -joghurt mit einer Portion Obst und Orangensaft
4. Porridge oder Kleieflocken (z. B. All Bran Flakes, Kellogg's) mit einer Portion Magerquark und Obst

FRÜHSTÜCK
BEISPIELE FÜR DIE REGULÄRE ANTI-FETT-FORMEL

1. Toast Hawaii, Orangensaft
2. Brötchen mit Quark und Konfitüre oder Honig
3. Vollkornbrot mit Ei, ein Schälchen Quark und frisches Obst

MITTAGESSEN AUF REISEN

Etwa vier bis fünf Stunden nach dem Frühstück müssen Sie neue Energie tanken und Ihren Blutzucker für die nächsten vier Stunden mit einem Mittagessen stabilisieren. Hier finden Sie Beispiele für geeignete Mittagessen im Restaurant. Tipps zu Fastfood Restaurants finden Sie ab Seite 173.

Bitten Sie den Kellner im Restaurant darum, kein Brot zu bringen. Auf diese Weise vermeiden Sie die Versuchung, überflüssige Kohlenhydrate zu essen.

Die folgenden Beispiele zeigen, welche Gerichte gut als Mittagessen für das Turbo-Programm bzw. die Anti-Fett-Formel geeignet sind.

MITTAGESSEN
BEISPIELE FÜR DAS TURBO-PROGRAMM

1. Cäsar- oder Nizza-Salat mit gegrillter Hähnchenbrust ohne Croutons, Obst
2. Thunfisch- oder Hähnchensalat auf einem Blattsalatbett, dazu Obst
3. Gegrilltes Hähnchen oder Lachs mit gedämpftem Gemüse und einem angemachten Salat

MITTAGESSEN
BEISPIELE FÜR DIE REGULÄRE ANTI-FETT-FORMEL

1. Cäsar- oder Nizza-Salat mit gegrillter Hähnchenbrust und Croutons und einem kleinen Glas Wein (⅛ l)
2. Cäsar- oder Nizza-Salat mit gegrillter Hähnchenbrust ohne Croutons, mit etwas Baguette oder Brot (ohne Butter)
3. Reissalat mit Hähnchen oder magerem Fischfilet, Obstsalat
4. Gegrilltes Steak mit gedämpftem Gemüse und angemachtem Salat

SNACKS AUF REISEN

Vier Stunden nach dem Mittagessen sollten Sie erneut etwas essen, um den Blutzuckerspiegel stabil zu halten. Dies ist typischerweise der Moment, in dem die meisten Menschen anfangen nach einem Snack Ausschau zu halten. Jetzt sollte man nur eine kleine Zwischenmahlzeit zu sich nehmen, um den Blutzucker für die nächsten paar Stunden bis zum Abendessen zu kontrollieren.

Wenn Sie den Snack auslassen und erst um sechs oder sieben Uhr Abends essen, riskieren Sie, dass Ihr Blutzucker abfällt und Sie einen übermäßigen Appetit zum Abendessen mitbringen. Ihr Blutzuckerspiegel vom Mittagessen bleibt nicht länger als vier oder fünf Stunden stabil. Wenn Sie schon früh zu Abend essen, werden Sie wahrscheinlich keine Probleme bekommen. Reservieren Sie sich Ihren Snack dann für die Zeit vier oder fünf Stunden nach dem Abendessen, damit Ihr Blutzucker vor dem Zubettgehen stabil ist. Besonders praktisch für den Nachmittags-Snack sind Proteinriegel (siehe S. 184), da die sonstige Auswahl eher beschränkt ist.

ABENDESSEN AUF REISEN

Auf Reisen bieten sich im Restaurant viele Möglichkeiten. Bitten Sie zunächst den Kellner im Restaurant darum, kein Brot zu bringen.

Wenn Sie das Turbo-Programm anwenden, bestellen Sie sich:

1. Eine Portion fettarmes, hochwertiges Eiweiß (Huhn, Rind, Schwein, Fisch oder Meeresfrüchte)
2. Zwei große Portionen Gemüse mit niedrigem glykämischem Index (Brokkoli, Spargel, grüne Bohnen, gemischtes Gemüse oder Artischocken)
3. Einen Beilagensalat mit Ihrem bevorzugten Dressing

Wenn Sie die reguläre Anti-Fett-Formel anwenden, bestellen Sie:

1. Eine Portion fettarmes, hochwertiges Eiweiß (Huhn, Rind, Schwein, Fisch oder Meeresfrüchte)
2. Eine Portion stärkehaltiges Essen (Kartoffeln, Reis, Nudeln oder Brot)
3. Eine Portion Gemüse
4. Einen Beilagensalat mit Ihrem bevorzugten Dressing

Auf alle Fälle sollten Sie Saucen vermeiden. Gemüse mit Sauce Hollandaise, Geschnetzeltes in Rahmsauce oder Kartoffelgratin mit Sahnesauce sind wahre Fett-Bomben. Greifen Sie eher zu Grillsaucen, z. B. Ketchup, Barbecue- oder Zigeunersauce.

Wenn Sie ein alkoholisches Getränk zum Essen trinken möchten, zählen Sie es zur Gruppe der Kohlenhydrate, die Teil der Mahlzeit sein sollten und lassen Sie die entsprechende Menge an stärkehaltigen Kohlenhydraten weg. Denken Sie daran, dass es das Eiweiß und das Fett in einer Mahlzeit sind, die die Verdauung und Aufnahme von Kohlenhydraten verlangsamen.

Entscheiden Sie, welches alkoholische Getränk Sie bestellen und bestellen Sie ein kleines Glas. Gehen Sie dann zu Wasser oder einem anderen zuckerfreien Getränk über.

Wenn Sie vor dem Essen Alkohol trinken wollen, sollten Sie eine Vorspeise dazu nehmen, die viel Eiweiß, aber wenig Fett und Kohlenhydrate enthält. Nachfolgend finden Sie einige Beispiele für die regulären Anti-Fett-Formel-Mahlzeiten.

BEISPIELE FÜR VORSPEISEN

1. ⅛ l Wein und Carpaccio
2. Martini und Krebs- oder Krabbensalat ohne Mayonnaise oder Cocktailsauce
3. Margarita und Hähnchenspieße
4. Bier und geräucherter Schinken
5. Wodka Tonic (oder anderes Mixgetränk) und geräucherter Lachs

DIE 40-30-30-FORMEL UND FASTFOOD

Die überwiegende Mehrzahl der Speisen in Fastfood-Restaurants enthält viel zu viel Fett und Kohlenhydrate. Es gibt jedoch einige Ausnahmen, die der 40-30-30-Formel nahe kommen:

	kcal	Kohlen-hydrate (g)	Eiweiß (g)	Fett (g)
Nordsee				
Bismarck-Baguette (pro Stück)	371	41	20	14
Räucherlachs-Baguette (pro Stück)	420	48	23	15
Seelachs-Baguette (pro Stück)	338	42	19	10
Burger King				
KING Nuggets (6er) u. Country Salat mit Kräuter Dressing	245	27	17	7
KING Nuggets (9er) u. Country Salat mit Kräuter Dressing	336	36	24	11
Hamburger u. Country Salat mit Kräuter Dressing	353	38	18	13
Cheeseburger und Country Salat mit Kräuter Dressing	396	39	20	16
McDonald's				
Chicken McNuggets (6er) ohne Sauce und Mexikana Salat mit Senfsauce	441	46	30	18

Auch im Croque-Laden oder einer Sandwich-Bar können Sie fündig werden. Wählen Sie mageres geräuchertes Fleisch, fettreduzierten Käse, Salat, Tomate oder Gurke mit wenig Sauce für Ihren speziellen 40-30-30 Croque oder ein Sandwich mit Räucherlachs und Gurkenscheiben. Günstig ist es, wenn Sie sich an der Salatbar dazu einen großen frischen Salat mit wenig Dressing auswählen. An Pommes- und Würstchenständen dagegen gehen Sie lieber auf der anderen Straßenseite vorbei!

Hier noch einige Beispiele, wie Sie sich mit wenig Aufwand unterwegs verpflegen können. Machen Sie es sich in der Mittagspause im Park oder im Büro gemütlich und genießen Sie Ihr Anti-Fett-Formel-Lunch.

1. Fettarmer Fruchtjoghurt, 1 Apfel, dazu Mineralwasser, Kaffee oder Tee

2. Hart gekochte Eier aus der Salattheke (dabei einige Eigelbe weglassen), 1 Orange, dazu Mineralwasser, Kaffee oder Tee

3. Proteinriegel, Eiweißriegel (gibt's in Drogeriemärkten, Sportgeschäften, in Fitnesscentern und Kaufhäusern), Mineralwasser und/oder Lightgetränk

4. Bunte Salatmischung mit Dressing (Salattheke), 1 Apfel und Eistee (Light)

5. Rohkostmischung mit Dip und Schinkenstreifen (Salattheke), Magermilch-Fruchtjoghurt (0,1 % Fett), Eistee

6. Putensandwich (Kühlregal), 1 Apfel, dazu Mineralwasser und/oder ein Lightgetränk

KAPITEL EINUNDZWANZIG

FERTIGGERICHTE

Da Sie praktisch sind und Zeit sparen, sind tiefgekühlte und abgepackte Fertiggerichte in unserer hektischen Zeit sehr populär geworden. Diese Mahlzeiten sind meist sehr stark industriell bearbeitet. Die Mehrzahl dieser Gerichte besteht aus sehr vielen Kohlenhydraten, sehr viel Fett und einem marginalen Anteil an Eiweiß.

Zur Überprüfung, ob ein Fertiggericht in die 40-30-30-Anti-Fett-Formel passt, sollten Sie sich zunächst die Grammangabe des Eiweiß ansehen. Nehmen wir zum Beispiel 21 Gramm Eiweiß an. Die Gesamtmenge der Kohlenhydrate sollte um ein Drittel darüber liegen, also etwa bei 28 Gramm. Fett sollte etwa 30 Prozent der Gesamtkalorien liefern. Da jedes Gramm Fett etwa doppelt so viele Kalorien liefert wie Eiweiß, braucht man nur die Menge an Eiweiß zu halbieren und erhält die Menge Fett, die im Fertiggericht enthalten sein sollte, in diesem Fall etwa 10 Gramm.

TIPPS ZU FERTIGGERICHTEN

- Wenn eine Mahlzeit mehr Fett als Eiweiß enthält, kaufen Sie sie nicht.

- Wenn eine Mahlzeit mehr als das Doppelte an Kohlenhydraten enthält als an Eiweiß, können Sie das Verhältnis nach der 40-30-30-Formel anpassen, indem Sie aufgeschnittenes mageres Hähnchen- oder Putenfleisch, Thunfisch oder anderes fettarmes Eiweiß hinzufügen.

- Wenn eine Mahlzeit zu wenig Fett enthält, fügen Sie einen kleinen Salat mit einem Dressing aus Olivenöl und Essig, Nüsse, Avocados oder Oliven hinzu.

- Wenn das Gericht zu wenig Kohlenhydrate enthält, fügen Sie gedämpften Brokkoli oder ein anderes Gemüse mit niedrigem glykämischen Index, einen Apfel oder ein anderes Obst mit niedrigem glykämischen Index hinzu (siehe Tabelle Seite 217).

- Wenn ein Gericht der 40-30-30-Formel entspricht, aber zu wenige Kalorien für Ihre Anforderungen enthält, essen Sie zwei Portionen. Oder Sie gönnen sich hinterher ein Anti-Fett-Formel-Dessert.

KAPITEL ZWEIUNDZWANZIG

DIE ANTI-FETT-FORMEL FÜR PARTYS

Ferien, Partys und Feiern sind immer ein willkommener Anlass, um mit Freunden zu feiern und zu essen. Sie sollten aber kein Freibrief für bedenkenlose Völlerei sein. Tatsächlich sind Partys eine gute Möglichkeit Ihr Wissen über die 40-30-30-Formel in die Praxis umzusetzen.

Wenn Sie auf einer Cocktailparty sind, betrachten Sie die angebotenen Häppchen und suchen Sie sich die eiweißreichen Leckereien wie Fleischbällchen, Sushi, Kaviar, Räucherlachs, Shrimps, gefüllte Eier oder Fleisch- und Hähnchenspieße heraus. Trinken Sie dazu ein alkoholisches Getränk. Das sind dann Ihre Kohlenhydrate.

Es empfiehlt sich sehr, vor dem Alkohol einige Eiweißhäppchen zu sich zu nehmen. Das Eiweiß und das Fett dieser Häppchen verlangsamen die Aufnahme von Alkohol und Kohlenhydraten und helfen so, den Anstieg des Blutzuckers zu kontrollieren, den Alkohol auslöst.

Wenn Sie selbst Gastgeber sind, bieten Sie Ihren Gästen eine Auswahl fettarmer, eiweißhaltiger Gerichte an: geräucherte Putenbrust, Räucherlachs, Schweinelendchen mit einer Auswahl verschiedener Senfsorten, marinierte Fleisch- oder Fischspießchen, Shrimps oder Krebsfleisch. Dazu eine Platte mit rohem Gemüse, z. B. Staudensellerie, Gurken, Tomaten, Möhren mit einem kalorienarmen Dip und als Dessert eine Schale mit frischem Obst oder einen Obstsalat.

Machen Sie Ihre Partys zu einer gesunden Angelegenheit, indem Sie Ihren Gästen ausgewogenes Essen und Getränke nach Belieben bieten.

KAPITEL DREIUNDZWANZIG

HILFREICHE TIPPS

DIE BESTEN ANTI-FETT-FORMEL-TIPPS ZUR SCHNELLEREN FETTVERBRENNUNG

1. *Machen Sie Eiweiß zum festen Bestandteil jeder Mahlzeit.* Durch hochwertiges Eiweiß in jeder Mahlzeit stimulieren Sie die Ausschüttung des Hormons Glukagon. Glukagon hält den Blutzuckerspiegel im Gleichgewicht und hilft Ihnen schneller Fett zu verbrennen. Einige der besten Lieferanten für hochwertiges Eiweiß sind Magerquark, Hüttenkäse, Eier und Eiweiß, Fisch und Meeresfrüchte, Huhn, Pute, Rinder- und Schweinefilet, Tofu, Tempeh und Molkeneiweißpulver.

2. *Beziehen Sie Ihre Kohlenhydrate vor allem aus Obst und Gemüse.* Obst und Gemüse mit niedrigem bis mittlerem glykämischem Index halten Ihren Blutzuckerspiegel stabil und kontrollieren die Ausschüttung von Insulin. Zu den besten Lieferanten für niedrig glykämische Kohlenhydrate zählen Äpfel, Kirschen, Orangen, Pfirsiche, Weintrauben, Birnen, Pflaumen,

Aprikosen, Kiwis, Beeren aller Art und Grapefruits. Geeignete Gemüse-
sorten sind z. B. Artischocken, Spargel, Brokkoli, Blumenkohl, Staudensellerie, grüne Bohnen, alle Kohlsorten, Auberginen, Zucchini und Blattsalate. Obst und Gemüse sind auch hervorragende Quellen für Vitamine,
Mineral- und Ballaststoffe.

3. *Haben Sie keine Angst vor guten Fetten.* Schließen Sie immer auch hochwertige Fette in Ihre Mahlzeiten mit ein. Fette mit geeigneten Fettsäuren
helfen bei der Balance des Blutzuckers, kontrollieren den Appetit und
liefern essenzielle Fettsäuren, die für den Hormonhaushalt wichtig sind.
Einige der besten Quellen für hochwertige Fettsäuren sind Nüsse und
Samen wie Mandeln, Wal- und Haselnüsse, sowie Sesam, Sonnenblumen-
und Kürbiskerne. Auch Oliven und Avocados gelten als Lieferanten hochwertiger Fette. Geeignete Fette für die Zubereitung von Lebensmitteln
sind Oliven-, Raps-, Soja-, Keim-, Lein- und Safloröl. Meeresfische, wie
etwa Makrele, Lachs und Thunfisch sollten wegen Ihres Anteils an Ome-
ga-3-Fettsäuren regelmäßig auf Ihrem Speiseplan stehen.

4. *Lernen Sie den Umgang mit Portionsgrößen.* Lernen Sie die für Ihr Gewicht und Ihre sportliche Aktivität richtige Menge an Nahrung zu essen. Je
mehr Sie wiegen und je mehr Sport Sie treiben, desto mehr Nahrung brauchen Sie. Je schlanker oder weniger aktiv Sie sind, desto weniger Nahrung
benötigen Sie. Selbst wenn Ihre Mahlzeiten ausgewogen sind, enthält eine
zu große Portion für Sie überschüssige Kalorien, die den Insulinspiegel
ebenso erhöhen und zu einer Gewichtszunahme führen, wie dies bei überschüssigen Kohlenhydraten der Fall ist.

5. *Essen Sie ballaststoffreiche Vollkornprodukte mit niedrigem glykämischem Index.* Wenn Sie stärkehaltige Kohlenhydrate zu sich nehmen, bevorzugen Sie hauptsächlich ballaststoffreiche Lebensmittel mit niedrigem glykämischem Index, die meistens den höchsten Nährwert haben und helfen, den Blutzucker zu kontrollieren. Der Ballaststoffgehalt verlangsamt die Verdauung der Kohlenhydrate. Einige der besten Quellen sind Gerste, Vollkornbrot und -nudeln, Roggen, Natur- und Wildreis.

6. *Halten Sie sich an Ihren Plan.* Verwenden Sie den für Sie richtigen Mahlzeitenplan und all die nützlichen Tabellen und Richtlinien in diesem Buch. Die Forschung hat gezeigt, dass abnehmwillige Menschen, die mit detaillierten Ernährungsplänen versorgt werden und sich auch an diese halten, 50 % mehr Gewicht verlieren als wenn Sie ohne Plan starten.

7. *Treiben Sie Sport.* Trainieren Sie mindestens drei- bis fünfmal pro Woche. Die besten Ergebnisse erzielen Sie mit der Kombination aus aeroben Übungen, Krafttraining und Dehnübungen. Wenden Sie die 40-30-30-Sport-Formel an.

8. *Trinken Sie viel.* Trinken Sie mindestens 2 l Wasser am Tag. Die Fettverbrennung entzieht dem Körper Wasser. Sie können einige Tassen Tee oder Kaffee pro Tag trinken, aber Ihre Hauptquelle für Flüssigkeit sollte reines Wasser sein. Je mehr Wasser Sie trinken, desto bessere Resultate werden Sie erzielen.

9. *Lassen Sie keine Mahlzeit aus.* Wenn es an der Zeit ist, zu essen und Sie überhaupt keine Zeit haben, essen Sie einen oder zwei Proteinriegel. Sie können sich einen kleinen Vorrat davon anlegen und an Stellen deponieren, an denen es wichtig sein könnte, z. B. in der Büroschublade und im Handschuhfach Ihres Autos. Wenn Sie alle vier oder fünf Stunden essen, bleibt Ihr Blutzuckerspiegel den ganzen Tag über stabil.

10. *Lesen Sie dieses Buch gründlich durch.* Nehmen Sie das Buch immer wieder und wieder zur Hand, denn es enthält wahrscheinlich eine Lösung für jedes Problem, das sich Ihnen stellen kann. Die Anti-Fett-Formel funktioniert. Sie hat schon für hunderttausende Menschen funktioniert und sie kann auch für Sie funktionieren.

WEITERE ANTI-FETT-FORMEL-TIPPS

• *Kaufen Sie eine Waage.* Nehmen Sie eine preiswerte Küchenwaage. Verwenden Sie sie am Anfang regelmäßig, bis Sie wissen, wie 90, 120 oder 150 g Fleisch, Gemüse oder Obst aussehen. Nach einigen Wochen werden Sie in der Lage sein, die Mengen mit einem Blick abzuschätzen und Sie können die Waage in den Schrank stellen.

• *Schulen Sie Ihr Gefühl.* Messen Sie Nüsse mit dem Tee- oder Esslöffel ab und schütten Sie sie in Ihre Handfläche, bevor Sie sie zu den übrigen Zutaten geben. Mit der Zeit werden Sie den Löffel immer seltener brauchen, weil Sie wissen, wie Sie die richtigen Mengen mit der Hand abmessen.

• *Verwenden Sie Fruchtzucker.* Fruchtzucker (Fruktose) ist eine Zuckerart mit niedrigem glykämischem Index. Fruchtzucker ist süßer als Zucker, sieht aus wie Haushaltszucker und ist in Reformhäusern, in Drogerie- und Supermärkten erhältlich.

• *Verwenden Sie Molkeneiweißpulver.* Molkeneiweißpulver besitzt ein beeindruckendes Aminosäurenprofil. Es ist leicht verdaulich, löst sich sofort auf und hinterlässt keinen Nachgeschmack. Daher ist es bei vielen Gerichten als Lieferant hochwertiger Eiweiße geeignet. Molkeneiweißpulver sollte zu mindestens 85 % aus Eiweiß bestehen. Ein gestrichener Teelöffel entspricht etwa 3 Gramm Pulver, ein gehäufter Teelöffel fasst etwa 5 Gramm. Molkeneiweißpulver erhalten Sie im Reformhaus.

• *Nah dran ist gut genug.* Ihre Mahlzeiten müssen nicht hundertprozentig der 40-30-30-Formel entsprechen. 42-30-28, 39-31-30 oder 41-28-31, etc. ist gut genug. Die Nährwerte von Fertigprodukten variieren von Hersteller zu Hersteller, ein mittelgroßer Apfel wiegt mal etwas mehr, mal etwas weniger. Es wird immer kleinere Abweichungen geben. Denken Sie immer daran: Nah dran ist gut genug.

• *Lassen Sie Gerichte weg, die Sie nicht mögen.* Wenn Sie ein Rezept sehen, das Sie nicht mögen, lassen Sie es einfach aus. Es stehen genügend leckere Gerichte zur Auswahl. Bereiten Sie sich nur die zu, die Ihnen auch zusagen. Enthält ein Rezept ein Obst oder ein Gemüse, das Sie nicht mögen, tauschen Sie es gegen ein anderes aus.

• *Essen Sie Ihre Lieblingsgerichte öfter.* Wenn Sie aus der ganzen langen Liste nur ein Frühstück wirklich mögen, lernen Sie, es nach Ihren Anforderungen zuzubereiten und essen Sie es jeden Tag. Die meisten Menschen essen ihr ganzes Leben lang das gleiche Frühstück. Sie müssen es nur gegen die 40-30-30-Variante austauschen.

• *Verwenden Sie Proteinriegel.* Ein Protein- oder Eiweißriegel enthält viele Vitamine und Mineralstoffe. Natürlich sind sie nicht als dauerhafter Ersatz für ganze Mahlzeiten gedacht. Sie können aber ohne weiteres verwendet werden, wenn die Zubereitung einer Anti-Fett-Formel-Mahlzeit im Augenblick zu aufwändig oder gar nicht möglich ist. Dadurch wird die Anwendung der Anti-Fett-Formel so einfach, dass jeder es schaffen kann. Geeignet sind z. B. PowerBar Protein Plus, Powerplay Eiweißriegel, Champ Energie Eiweißriegel, Life N-Nutri-Riegel und noch einige andere. Sehen Sie sich in Drogeriemärkten, Kaufhäusern, Sportgeschäften und Fitnessstudios um. Probieren sie mehrere Marken und Geschmacksrichtungen und entscheiden Sie sich für ihre Lieblingssorten.

• *Verwenden Sie ein hochdosiertes Vitamin-Mineralstoff-Präparat.*

Natürlich sollten Vitamine und Mineralstoffe vor allem mit einer ausgewogenen und gesunden Ernährung aufgenommen werden. Durch die industrielle Verarbeitung und Lagerung der Lebensmittel sinkt der Vitamin- und Mineralstoffgehalt jedoch erheblich. Essen Sie also weiterhin gesund und sehen Sie eine tägliche Vitamin-Mineralstoff-Tablette als eine Art »Zusatz-Versicherung« an. Am besten lassen Sie sich vom Arzt oder Apotheker beraten, welches Produkt in welcher Dosierung für Sie das Richtige ist.

• *Verwenden Sie einen leistungsstarken Mixer.* Der Mixer sollte von Motorleistung und Material her in der Lage sein, auch Eiswürfel zu zerkleinern. Bei manchen Billigprodukten läuft man Gefahr, das Messerwerk oder sogar den Motor zu zerstören.

• *Alternativen.* Wenn ein Gericht eine Zutat in kleinen Mengen enthält, die sie nicht mögen, wie zum Beispiel Zwiebel im Thunfischsalat, lassen Sie sie einfach weg. Ein Löffel Zwiebelwürfel macht im Hinblick auf den Kohlenhydratgehalt des ganzen Gerichts keinen Unterschied. Wenn ein Rezept nach 150 Gramm Spargel verlangt und Sie Spargel nicht mögen, ersetzen Sie ihn einfach durch die gleiche Menge eines anderen Gemüses mit niedrigem glykämischem Index, wie zum Beispiel grüne Bohnen oder Brokkoli. Ob eine Zutat weggelassen werden kann oder ersetzt werden sollte, ist eine Frage der Menge.

• *Gekochtes Fleisch.* Wenn ein Rezept nach gekochtem Huhn verlangt, müssen Sie beim Einkauf etwa 20–25 % mehr einrechnen. So wiegen zum Beispiel 150 g rohes Hähnchenfleisch nach dem Kochen nur noch etwa 120 g.

• *Salatdressing.* Wenn ein Rezept ein Essig-Öl-Dressing enthält, können Sie sowohl fertig gekaufte Produkte verwenden als auch Ihr eigenes Dressing zubereiten. Wenn auf Ihrem Speisezettel häufiger ein Rezept mit angemachtem Blattsalat steht, bereiten Sie sich doch ein Dressing z. B. aus Olivenöl und Balsamessig zu und stellen Sie den Rest in einem Glas mit Schraubdeckel in den Kühlschrank. Es hält sich problemlos etwa eine Woche lang.

• *Blattsalate.* Wenn in einem Rezept als Zutat Blattsalate genannt werden, bedeutet dies, das Sie nach Ihrem Geschmack die Zutaten aussuchen können. Aus Chicoree und Chinakohl, Romana-, Kopf-, Eisbergsalat, Lollo rosso, Gurken-, Tomaten-, Zwiebel- und Champignonscheibchen können Sie sie sich Ihren Lieblingssalat zusammenstellen.

• *Verwenden Sie bereits verzehrfertig verpackten Spinat und Salat.* Wenn Sie keine Lust haben Ihre Zeit mit dem Putzen von Salatköpfen zu verbringen, kaufen Sie küchenfertige Salatmischungen. Das ist vielleicht etwas teurer, aber es ist sehr bequem und Sie sparen viel Zeit. Achten Sie allerdings darauf, den Salat vor dem Verzehr sehr gründlich zu waschen.

• *Eier.* Benutzen Sie große frische Eier, nach Möglichkeit aus biologisch wirtschaftenden Betrieben mit Freilandhaltung. Frische Eier sind eine preiswerte Quelle für hochwertiges Eiweiß und Sie sollten sich kein Problem daraus machen, einige Eigelbe wegzuwerfen. Sie können 6 bis 12 Eier im Voraus hart kochen und haben damit immer einen praktischen Vorrat an Eiweiß zur Hand.

• *Gehen Sie zum Metzger.* Wenn Sie für mehr als eine Person kochen, nutzen Sie die Möglichkeit, die entsprechenden Fleischmengen gezielt bei einem Metzger vorzubestellen. So können Sie zum Beispiel ein 150-g- und ein 200-g-Hähnchenbrustfilet bestellen. Aus den Mahlzeitenplänen erfahren Sie genau, welche Mengen Sie benötigen.

• *Kochen Sie große Portionen.* Viele unserer Rezepte sind Familiengerichte wie zum Beispiel Suppen, Chilis und Eintöpfe. Sie können sie am nächs-

ten Tag wieder aufwärmen oder auch für den späteren Verzehr in Einzel-
portionen einfrieren.

• *Fruchtjoghurt.* Viele Fruchtjoghurts, auch wenn sie als fettarm, kalorienreduziert oder »light« bezeichnet werden, enthalten viele Kohlenhydrate,
vor allem Zucker. Es gibt fettarme oder extra leichte Joghurts, für die
Joghurt mit 1,5 % Fett oder sogar 0,1 % Fett verwendet wird. Über den
Zuckergehalt sagt dies gar nichts. Fruchtzubereitungen oder Joghurts mit
Schokolade enthalten reichlich süße Kohlenhydrate. Produkte, die speziell
für Kinder gedacht sind, enthalten in der Regel noch mehr Zucker! Diät-
oder Diabetiker-Produkte sind im Fettgehalt oft nicht anders als her-
kömmliche Produkte. Hier ist oft nur in der Fruchtzubereitung der Zucker
z. B. durch Süßstoff ersetzt worden. So kommt es zu Produkten wie Diät-
Sahnejoghurt, mit dem man kein Gramm Fett und oft auch keine Kalorien
spart, weil manche Zuckeraustauschstoffe genauso viele Kalorien enthalten wie Haushaltszucker. Sogar vermeintliche Naturjoghurts »pur« enthalten oft schon nicht unerhebliche Mengen an Zucker. Ein genauer Blick auf
das Etikett kann hier sehr nützlich sein. Der Fettgehalt des Joghurts ist
immer angegeben und wenn auf der Zutatenliste ganz oben Zucker, Glukose, Traubenzucker (oder sogar mehrere dieser Zutaten) stehen, kaufen
Sie diese Produkte besser nicht.

Statt eine dieser Kohlenhydrat- oder Fettbomben zu kaufen, können
Sie sich auch Ihren eigenen 40-30-30-Fruchtjoghurt nach dem Rezept auf
S. 189 zubereiten.

• *Sojadrinks.* Wussten Sie, dass viele Sojadrinks mit Zucker angereichert sind? Einige enthalten sogar mehr Zucker als so manche Limonade. Nehmen Sie sich beim nächsten Einkauf etwas Zeit und studieren Sie die Zutatenliste auf dem Etikett.

Sojacreme natur, z. B. von Vitaquell, ist eine gute Alternative. Die Nährstoffe sind hier in der Relation von 38-27-35 vertreten. Sojacreme natur kann wie Saure Sahne oder Crème fraîche eingesetzt werden. Mit Wasser kann man Sojacreme zu einer »Sojamilch« verrühren. Sojacreme natur erhalten Sie im Reformhaus.

Viele Menschen nehmen Sojadrinks als Milchersatz für ihre Frühstücksflocken. Das Problem dabei ist, dass Cerealien bereits sehr viele Kohlenhydrate und wenig Eiweiß und gutes Fett enthalten. Hier auch noch ein kohlenhydrathaltiges Sojagetränk hinzuzufügen, macht die Sache nicht besser. Als Lösung bietet sich an, einfach ein wenig Eiweiß und Fett hinzuzufügen, um die Bilanz wieder auszugleichen.

40-30-30-JOGHURTMISCHUNG

	Kalorien (kcal)	Kohlen- hydrate	Eiweiß	Fett	% KH-E-F
1 Becher fettarmer Naturjoghurt (1,5 % Fett)					
60 g Magerquark (zusätzliches Eiweiß)					
½ Apfel, gewürfelt (Kohlenhydrate mit niedrigem glykämischem Index)					
1⅓ EL Mandelblättchen (hochwertiges Fett)					
Gesamt:	202	19,5	15	6,5	40-30-30

ZUBEREITUNG: Joghurt und Quark verrühren, mit Apfelwürfeln und Mandeln bestreut servieren.

40-30-30-FRÜHSTÜCKSFLOCKEN MIT SOJAMILCH

	Kalorien (kcal)	Kohlen- hydrate	Eiweiß	Fett	% KH-E-F
30 g All-Bran-Flakes (Kellogg's)					
60 g Sojacreme natur					
6-8 EL Wasser					
15 g Molkeneiweißpulver (zusätzliches Eiweiß)					
2 EL Mandelblättchen (hochwertiges Fett)					
Gesamt:	227	23	17	7	40-31-29

ZUBEREITUNG: Sojacreme mit Wasser und Molkeneiweißpulver verrühren, über die Flakes geben und die Mandeln darüber streuen.

WAS IST, WENN ...

Jeder Lebensstil und jede Lebenssituation ist anders. Deshalb werden uns immer wieder bestimmte Fragen gestellt. Hier eine Auswahl:

Was ist, wenn ich schwanger werden möchte? Dann sollten Sie sich auf jeden Fall ausgewogen ernähren. Die Anti-Fett-Formel bietet eine ausgewogene Ernährung, die den Blutzuckerspiegel stabilisiert und für eine bessere Gesundheit und stärkere Immunabwehr sorgt.

Was ist, wenn ich bereits schwanger bin? Besprechen Sie die Anti-Fett-Formel mit Ihrem Arzt. Die Kalorienaufnahme sollte in der gesamten Schwangerschaft um etwa 250 kcal pro Tag ansteigen. Bei voll stillenden Müttern wird heute für die ersten vier Monate eine zusätzliche Energieaufnahme von etwa 630 kcal pro Tag empfohlen. Danach kommt es darauf an, ob die Mutter ihr Baby weiterhin voll stillt oder bereits einige Mahlzeiten ersetzt.

Was ist, wenn ich nach einer Mahlzeit immer noch hungrig bin? Wenn Sie nach einer Mahlzeit immer noch hungrig sind, prüfen Sie bitte zunächst, ob Sie das Rezept richtig zubereitet haben. Wenn Sie sich zum Beispiel einen Frühstücks-Shake zubereitet und die Nüsse vergessen haben, werden Sie bereits kurz darauf wieder hungrig sein. Die Nüsse liefern das Fett, das die Verdauung der Mahlzeit verlangsamt, den Blutzucker stabilisiert und den Appetit über eine längere Zeit hinweg kontrolliert. Wenn Sie trotzdem noch hungrig sind, steigen Sie auf den nächst höheren Plan um. Unter Umständen benötigen Sie bei dieser Mahlzeit oder zu dieser Tageszeit etwas mehr Kalorien.

Was ist, wenn ich die Mahlzeit nicht aufessen kann? Wenn Ihnen die Menge zu groß ist und Sie nicht alles aufessen können, verwenden Sie vielleicht einen zu hohen Plan für Ihre Anforderungen. Steigen Sie auf den nächst kleineren Plan um. Wenn Ihnen die Turbo-Programm-Mahlzeiten zu groß sind, essen Sie einfach den größten Teil des Gerichts und heben sich den Rest für später auf. Achten Sie aber darauf, dass der Rest ausgewogen ist.

Was ist, wenn ich meine größere Mahlzeit zur Mittagszeit einnehmen möchte? Die Anti-Fett-Formel-Mahlzeiten sind so berechnet, dass das Frühstück weniger Kalorien enthält als das Mittagessen und das Mittagessen weniger Kalorien als das Abendessen, weil die meisten Menschen sich an diese Aufteilung gewöhnt haben. Wenn Sie ein größeres Mittagessen und dafür ein kleineres Abendessen bevorzugen, haben Sie mehrere Möglichkeiten. Um Ihr Mittagessen größer machen, benötigen Sie die Makronährstoff-Tabelle auf Seite 63 f. Folgen Sie beispielsweise Plan C, enthält Ihr Mittagessen 40 Gramm Kohlenhydrate, 30 Gramm Eiweiß und 14 Gramm Fett. Das Abendessen enthält 53 Gramm Kohlenhydrate, 40 Gramm Eiweiß und 18 Gramm Fett. Um nun die Größe des Mittagessen zu erhöhen, müssen Sie die Menge von Plan D fürs Mittagessen und die Menge von Plan A fürs Abendessen verwenden.

Was ist, wenn ich in der Nachtschicht arbeiten muss? Wenn Ihre Arbeitszeiten von der »Norm« abweichen, nehmen Sie einfach die erste Mahlzeit des Tages und nennen diese »Frühstück«. Achten Sie darauf, alle vier bis fünf Stunden zu essen, um Ihren Blutzuckerspiegel über den Tag hinweg stabil zu halten.

Was ist, wenn ich bestimmte Lebensmittel nicht mag? Essen Sie keine Gerichte, deren Zutaten Ihnen nicht zusagen. Die Auswahl ist groß genug, Sie werden Alternativen finden.

Was ist, wenn ich allergisch gegen bestimmte Lebensmittel bin? Meiden Sie alle Gerichte mit den entsprechenden Zutaten. Sie können die störende Zutat austauschen, zum Beispiel Erdbeeren gegen Pfirsiche. Achten Sie nur darauf, dass sie einen ähnlichen glykämischen Index besitzt.

Was ist, wenn meine Kinder schwierige Esser sind? Probieren Sie die »Kinderhit-Rezepte« in diesem Buch aus und bleiben Sie bei denen, die ihren Kindern schmecken. Wenn Ihre Kinder an Cornflakes und Co. gewöhnt sind, bieten Sie ihnen stattdessen Obst-Shakes, Joghurt mit frischen Früchten oder Milch mit Kleieflocken an.

Was ist, wenn ich Single bin, aber gerne die Familienrezepte zubereiten möchte? Die Familienrezepte sind ganz einfach in Portionen aufzuteilen und einzufrieren.

Was ist, wenn ich hohen Blutdruck habe? Die Anti-Fett-Formel hilft den Blutzuckerspiegel zu stabilisieren, kontrolliert die Insulinausschüttung und verhindert die Verengung der Blutgefäße, wodurch das Risiko eines hohen Blutdrucks gesenkt wird.

Was ist, wenn ich erst am Nachmittag zu Mittag und schon recht früh zu Abend esse? Wenn Ihre Mittagspause erst um 13.30 Uhr beginnt und Sie schon um 17.00 oder 18.00 Uhr zu Abend essen, können Sie den Nachmittagssnack auslassen. Sie sollten bei einem frühen Frühstück allerdings etwa vier Stunden nach dem Frühstück einen Snack einnehmen um ein Absinken des Blutzuckerspiegels am Vormittag zu vermeiden. Denken Sie nur daran, dass vollwertige Mahlzeiten den Blutzucker für etwa vier Stunden stabilisieren, Snacks dagegen nur für etwa zwei Stunden.

Was ist, wenn sich die Anzeige der Waage nicht verändert, meine Kleider aber zu groß werden? Viele Diäten versprechen einen Gewichtsverlust, opfern aber magere Muskelmasse und verlangsamen den Stoffwechsel. Wenn jetzt eine Frau, die auf diese Weise Muskeln verloren hat, mit der Anti-Fett-Formel beginnt, gewinnt sie Muskelmasse hinzu, während sie gleichzeitig Fett abbaut. Kümmern Sie sich dabei nicht um die Waage. Sie verlieren unerwünschtes Fett, gewinnen aber wertvolle magere Muskelmasse, was den Muskeltonus verbessert und die Körperkraft steigert. Wenn eine Frau ein Kilo Fett abbaut, aber gleichzeitig ein Kilo Muskelmasse gewinnt, verändert sich auf der Waage gar nichts, aber ein Kilo Muskeln ist deutlich kleiner als ein Kilo Fett. Stellen Sie die Waage also in den Schrank und messen Sie Ihre Fortschritte mit einem Bandmaß. Ihr Körper wird nicht nur schlanker, sondern auch straffer und fitter.

Was ist, wenn ich keine Fortschritte mehr mache? Wenn Sie der regulären Anti-Fett-Formel folgen und Ihre Fortschritte stagnieren, steigen Sie auf das Turbo-Programm um und treiben Sie mehr Sport. Sie stagnieren nicht wirklich. Sie verlieren immer noch Körperfett und erhöhen Ihre Muskelmasse. Die Anzeige an der Waage verändert sich vielleicht nicht mehr, aber an Ihren Hosen oder Röcken werden Sie es merken.

Was ist, wenn es bei mir nicht funktioniert? Wenn die Anti-Fett-Formel bei Ihnen nicht funktioniert, haben Sie sie nicht richtig befolgt. Vielleicht halten Sie sich streng an die Mahlzeiten, aber bedenken Sie auch, was Sie zwischendurch essen und trinken: Bonbons, Kekse, zuckerhaltige Limonade, Kaffee oder Tee mit Zucker, Bier oder Wein am Abend? Berechnet man diese zusätzlichen »Mahlzeiten«, kommt meist ein gewaltiger Überhang an Kalorien aus Kohlenhydraten heraus. Halten Sie sich an die Anti-Fett-Formel und essen Sie zwischendurch nichts. Sie brauchen es nicht. Als Snack zwischen zwei größeren Mahlzeiten sollten Sie immer ein paar Proteinriegel zur Hand haben, damit Sie gar nicht in die Versuchung kommen, etwas anderes zu naschen. Welche Getränke außer Wasser geeignet sind, erfahren Sie auf Seite 65.

Was ist, wenn ich morgens Sport treibe? Die meisten Mensch haben beim Aufwachen einen stabilen Blutzucker und sollten innerhalb einer Stunde essen, damit dies auch so bleibt. Wenn Sie unmittelbar nach dem Aufstehen mit dem Sport beginnen ohne eine ausgewogene Mahlzeit gegessen zu haben, kann Ihr Blutzucker während des Trainings abfallen und Sie verspüren einen Energieverlust und erzielen keine optimalen Ergebnisse. Andererseits ist ein Training mit vollem Magen auch nicht die ideale Lösung. Wenn Sie morgens Sport treiben wollen, trinken Sie vorher ein Glas Wasser und essen ein Drittel bis die Hälfte eines Proteinriegels. Das Wasser führt dem Körper Flüssigkeit zu, während die kleine Menge Nahrung leicht verdaut werden kann und gleichzeitig einen stabilen Blutzuckerspiegel und Energiehaushalt garantiert. Etwa eine Stunde nach dem Sport essen Sie dann Ihr Frühstück, um den Blutzuckerspiegel für die nächsten vier bis fünf Stunden stabil zu halten.

Was ist, wenn ich während der Mittagspause Sport treibe? Wenn Sie in Ihrer Mittagspause Sport treiben, müssen Sie Ihrem Körper ein klein wenig Treibstoff zur Verfügung stellen, bevor Sie trainieren. Essen Sie einen kleinen Teil Ihres Mittagessens oder ein Drittel bis die Hälfte eines Proteinriegels, dazu trinken Sie ein Glas Wasser. So können Sie während des Trainings leichter auf die Fettspeicher zugreifen und haben genügend Energie zur Verfügung. Essen Sie Ihr Mittagessen nach dem Sport, um für die nächsten Stunden wieder aufzutanken. Haben Sie einen Teil Ihres Mittagessens vor dem Training gegessen, müssen Sie unter Umständen zwei oder drei Stunden später schon einen Snack essen.

Was ist, wenn ich abends nach der Arbeit Sport treibe? Achten Sie darauf, dass Ihr Nachmittagssnack perfekt ausgewogen ist. Wenn Ihr Blutzuckerspiegel während des Sports stabil ist, verbrennt Ihr Körper zur Energiegewinnung Fett und die Glukose bleibt für Ihr Gehirn erhalten. Essen Sie innerhalb einer Stunde nach dem Sport Ihr Abendessen oder überbrücken Sie einen längeren Zeitraum durch einen Snack.

Was ist, wenn ich Leistungssportler bin? Je mehr Sport Sie treiben, desto mehr Nahrung benötigen Sie zur Versorgung Ihrer hoch trainierten Muskeln. Orientieren Sie sich an der Auswahltabelle für Leistungssportler auf Seite 62.

Was ist, wenn ich einen körperlich anstrengenden Beruf habe? Menschen mit körperlich besonders anstrengenden Berufen haben einen Kalorien- und Nährstoffbedarf wie Leistungssportler. Auch sie sollten sich an der Auswahltabelle für Leistungssportler auf Seite 62 orientieren.

Was ist, wenn ich keinen Sport treibe? Wenn Sie die Anti-Fett-Formel befolgen, verbrennen Sie Fett als Hauptenergiequelle. Allein durch die Einhaltung der Anti-Fett-Formel werden Sie beeindruckende Ergebnisse im Hinblick auf Gewichtsverlust und Leistungsfähigkeit vorweisen können. Sport beschleunigt die Fettverbrennung und führt zu noch besseren Ergebnissen.

Was ist, wenn ich immer außer Haus esse? Viele Menschen essen regelmäßig außer Haus. Dadurch sind sie bei der Zubereitung ihrer Mahlzeiten auf andere angewiesen. Wählen Sie nur Speisen von der Karte, die denen in diesem Buch gleichen. Wenn Ihre Bestellung genügend Kohlenhydrate enthält um eine vierköpfige Familie zu ernähren, essen Sie nur so viel, wie Sie nach Ihrem Plan benötigen und lassen Sie den Rest stehen. Auf den Seiten 165 bis 174 finden Sie einige wertvolle Tipps zum Essen außer Haus.

Was ist, wenn ich nicht koche? Viele Menschen kochen nicht, folgen aber dennoch der Anti-Fett-Formel. An die Stelle einiger Mahlzeiten oder Snacks können Proteinriegel und Shakes treten. Lesen Sie das Kapitel über Fastfood und Essen außer Haus.

Was ist, wenn ich Desserts nicht widerstehen kann? Sie haben Glück. Studien zeigen, dass Menschen, denen man Süßigkeiten und Desserts verbietet, eine Diät schnell aufgeben. Warum also auf Süßspeisen verzichten, wenn man sie im Rahmen der Anti-Fett-Formel genießen kann? Proteinriegel und Shakes schmecken süß und stillen so Ihren Heißhunger.

Die Anti-Fett-Formel bietet köstliche Rezepte für Käsekuchen, Puddings, Kuchen und Plätzchen, die zum 40-30-30-Verhältnis passen und als Snack oder Nachtisch zu einem Abendessen genossen werden können. Der Zucker wird dabei durch Fruchtzucker ersetzt, reines Molkeneiweißpulver deckt den Bedarf an Eiweiß und der Fettanteil ist in allen Rezepten auf 30 Prozent reduziert. Ob Sie nun also eine ausgewogene 40-30-30-Mahlzeit zum Frühstück, einen 40-30-30-Riegel oder sogar einen Anti-Fett-Formel-Käsekuchen essen: Solange es zur 40-30-30-Formel passt, können Sie Ihren Körper dabei unterstützen, die Ausschüttung von Glukagon zu stimulieren, dem Schlüssel zum Abbau unerwünschten Körperfetts, während der Blutzucker von Mahlzeit zu Mahlzeit stabil und die Leistungsfähigkeit hoch bleiben.

TEIL FÜNF

MOTIVATIONS-HILFEN

KAPITEL VIERUNDZWANZIG

KLINGT DAS VERTRAUT?

Sie trainieren wie verrückt, achten auf Ihre Ernährung und nehmen dennoch kein Pfund ab. Vielleicht möchten Sie sich auch einfach nur besser und leistungsfähiger fühlen. Nun, die Anti-Fett-Formel dient nicht nur dazu, Gewicht zu verlieren; sie ist ein ausgewogener Ernährungsplan für Jedermann. Die Anti-Fett-Formel hat schon bei tausenden von Amerikanern funktioniert und sie wirkt auch bei Ihnen.

Büroangestellte und Spitzenathleten, Fernfahrer und Hausfrauen haben mit der Anti-Fett-Formel abgenommen und ihr Gewicht gehalten.

Auf den folgen Seiten finden Sie mehrere Berichte, wie die Anti-Fett-Formel geholfen hat.

ZUM BEISPIEL GENE ...

Gene war schon als Kind übergewichtig und versuchte mit Sport gegen sein Gewicht anzukämpfen. Der Sport half ihm zwar beim Kampf gegen die Pfunde, dafür war er aber immer hungrig. Wie bei vielen Sportlern begann der Hunger sein Leben zu kontrollieren. Schon beim Frühstück dachte er an die nächste Mahlzeit.

Im Jahr 1990 erfuhr er von der 40-30-30-Formel und zum ersten Mal in seinem Leben konnte er sein Hungergefühl zwischen den Mahlzeiten kontrollieren. Der Dauerhunger gehörte von nun an der Vergangenheit an. Nicht nur das, er verlor sogar noch sieben Kilogramm reines Körperfett und hat es auch nie wieder zugelegt. Dabei hat er nicht einmal seine Lieblingsspeisen aufgeben müssen; er hat einfach gelernt eine ausgewogene Ernährung einzuhalten, die die für Hunger, Fettverbrennung und Muskelaufbau verantwortlichen Hormone steuert.

ZUM BEISPIEL JOYCE ...

Nach einem jahrzehntelangen Kampf gegen ihr Übergewicht war Joyce dem Missverständnis erlegen, dass Fett schlecht und Kohlenhydrate gut seien. Sie joggte, machte jeden Morgen eineinhalb bis zwei Stunden lang Aerobic und aß dann eine große Schale Haferflocken mit Rosinen und braunem Zucker. Aber schon um elf Uhr Vormittags war ihr Blutzucker so weit abgesunken, dass sie unter Kopfschmerzen, Schwindelgefühlen und Müdigkeit litt. Es war so schlimm, dass nur Schokolinsen zu helfen schienen. So trug sie immer eine große Tüte in ihrer Tasche. Ihr Blutzuckerspiegel stieg wieder an und linderte die Symptome der Hypoglykämie, die erst nach ein paar Stunden wieder auftraten.

Als sie 1990 von der 40-30-30-Formel erfuhr, veränderte sich ihr Leben von Grund auf. Nach ihrem ersten ausgewogenen 40-30-30-Frühstück stabilisierte sich ihr Blutzuckerspiegel. Sie konnte kaum fassen, wie selbstbestimmt sie sich nun fühlte, während ihre Leistungsfähigkeit stieg und ihre Menstruationsbeschwerden verschwanden – zusammen mit fünf Kilogramm Fett und der Zellulitis an den Oberschenkeln.

ZUM BEISPIEL JOHN ...

John ist 12 Jahre alt und ein guter Sportler. Wie die meisten Kinder liebte er Fastfood und zwischen Schule und Sport verschlang er buchstäblich Kekse, Chips und Sandwiches mit Erdnussbutter und Marmelade. Als seine Mutter ihm statt der vielen Kohlenhydrate das erste Mal einen Proteinriegel als Snack vor dem Sport anbot, war er skeptisch. Er brauchte aber nicht lange, um zu merken, dass er mehr Energie hatte und bald zu einer echten »Sportskanone« wurde.

Heute würde er nichts anderes als einen Riegel vor dem Sport essen. Seine Trainer und Sportkameraden haben die starke Verbesserung bemerkt – jetzt wollen sie alle den Riegel.

ZUM BEISPIEL KEVIN ...

Als wettbewerbsorientierter Mensch mit hohen Anforderungen in seinem Beruf als Verkäufer stürmte Kevin jeden Morgen aus dem Haus und vertraute auf den schnellen Kaffee an der Tankstelle als Treibstoff für den Tag. Abends kam er völlig erschöpft und ausgehungert nach Hause und aß alles, was er in die Finger bekommen konnte. Obwohl er nur eine große

Mahlzeit am Tag aß, nahm sein Gewicht immer mehr zu, während seine Energie immer weiter abnahm.

Nachdem er von der Wichtigkeit einer über den Tag verteilten, ausgewogenen Ernährung überzeugt worden war, hatte er immer einige Proteinriegel und eine Flasche Wasser im Auto. Statt Frühstück und Mittagessen auszulassen, aß er jetzt einen Riegel und trank dazu Kaffee oder Wasser. Nach nur wenigen Tagen merkte er, dass er mehr Energie hatte und sich besser konzentrieren konnte. Während sein Gewicht fiel, stiegen seine Verkäufe und schon bald erfüllte und übertraf er sogar seine Verkaufsziele. Statt den ganzen Abend mit Essen zu verbringen, fand er Zeit, ein Fitnessstudio aufzusuchen.

ZUM BEISPIEL PETE ...

Pete ist Privattrainer in San Diego. Nachdem er über viele Jahre hinweg tausende von Menschen trainiert hatte, widmete er sich begeistert dem Konzept der Anti-Fett-Formel. Endlich bekam er eine Methode an die Hand, mit der auch seine Klienten die optimalen Ergebnisse erzielten. Ein erfolgreiches Trainingsprogramm sollte immer sowohl aus Sport als auch aus einer ausgewogenen 40-30-30-Ernährung bestehen.

ZUM BEISPIEL BETSY UND GREG ...

Betsy und Greg waren in einer kleinen Stadt das dickste Paar. Nachdem mehrere Diäten bei ihr versagt hatten, hörte Betsy von der 40-30-30-Formel und fand sie einen Versuch wert. Und die Anti-Fett-Formel veränderte ihr Leben. Beide verloren mehr als einen Zentner Gewicht und fanden neue Energie. Heute zählen sie in ihrer Stadt zu den fittesten, aktivsten und energischsten Bewohnern.

ZUM BEISPIEL STEVE ...

Steve litt an ALS (amyotrophische Lateralsklerose), war völlig bewegungsunfähig und nahm alarmierend schnell ab. Er wurde mit einer weit verbreiteten medizinischen Flüssignahrung über eine Sonde ernährt. Als seine Frau nach Hilfe suchte, wog er nur noch 43 Kilogramm – ein ehemaliger Triathlet, der einfach dahinschwand.

Mit Hilfe von Babynahrung wurde für Steve eine 40-30-30-Mahlzeit entwickelt, die er über die Sonde aufnahm. Innerhalb von Tagen verbesserte sich sein Energiehaushalt und nach einem Jahr betrug sein Gewicht bereits wieder 61 Kilogramm. Eine Schwester trainierte jeden Tag seine Muskeln und stellte fest, dass Tonus und Umfang zunahmen. Die Gewichtszunahme war vor allem auf Muskelaufbau zurückzuführen. Wenn die Pflegerin einmal das Essen nicht richtig zubereitete, ließ Steve sie wissen, dass er sich schlecht fühlte, und beim nächsten Mal machte sie es wieder richtig. Eine durchgehend ausgewogene Ernährung stimuliert die Produktion von Glukagon und verbessert die Verfügbarkeit von Wachstumshormonen, wodurch der Muskelschwund aufgehalten, magere Muskelmasse aufgebaut und Energie und Konzentrationsfähigkeit aufrecht erhalten wurden.

Steve wartet immer noch in seinem Rollstuhl darauf, dass die Wissenschaft ein Medikament gegen seine Krankheit entwickelt. Aber dank seiner ausgewogenen Ernährung hat sich seine Lebensqualität deutlich verbessert.

ZUM BEISPIEL CHERYL...

Cheryl gehörte zu den Frauen, die ihr ganzes Leben lang eine Diät nach der anderen machen. Interessanterweise arbeitete sie als Buchhalterin in einem weltbekannten Diätzentrum. Dessen Diäten waren bei ihr nicht nur erfolglos gewesen, sie enthielten auch zu wenig Eiweiß, wodurch Cheryls Körpereiweiße zusammenbrachen und ihr die Haare ausfielen. Nachdem sie ein Seminar für die 40-30-30-Formel besucht hatte, änderte sich ihr Leben. Nach zwei Monaten Turbo-Programm hatte sie zum ersten Mal in ihrem Leben Gewicht verloren ohne gleichzeitig auch ihre Haare zu verlieren.

ZUM BEISPIEL BELINDA...

Als Journalistin in einer Kleinstadt wollte Belinda ursprünglich nur eine Geschichte über die 40-30-30-Formel schreiben. Dazu wollte sie Jemanden durch das Diätprogramm begleiten. Nachdem sie das erste Buch zu diesem Thema gelesen hatte, war sie so überzeugt von der Anti-Fett-Formel, dass sie sich selbst als Testperson nahm. Innerhalb von sechs Monaten hatte sie 21 Kilo abgenommen. Kleidergröße 50 braucht sie schon lange nicht mehr, heute trägt sie Größe 38. Ihre ganze Familie war von den Familiengerichten begeistert. Die genauen Pläne halfen ihr über die Anfangshürden hinweg und mittlerweile kann sie so gut wie jede Speise recht genau einschätzen. Als viel beschäftigte Journalistin schrieb sie begeisterte Artikel über ihre neu gefundene Energie und half so hunderten von Menschen in ihrer Stadt mit ihren eigenen Erfahrungen.

KAPITEL FÜNFUNDZWANZIG

PLANUNGSHILFEN

Ein Sprichwort sagt: Wenn man nicht plant, plant man sein eigenes Versagen. Vor diesem Hintergrund haben wir zwei Tagebücher entwickelt, die Ihnen auf einfache Weise helfen sollen Ihre Ziele zu erreichen und Ihre Fortschritte zu dokumentieren.

3-WOCHEN-TURBO-PROGRAMM-TAGEBUCH

Dies ist ein persönliches Ernährungstagebuch zur Selbstmotivation. Schreiben Sie einfach auf, was Sie am Tag gegessen und getrunken haben und geben Sie sich einen Punkt, wenn es das Richtige war. Das Ziel besteht dabei darin, möglichst jeden Tag zehn Punkte zu erlangen. Sie werden staunen, wie gut dieses Tagebuch hilft. Wenn Sie das Tagebuch benutzt und Ergebnisse erzielt haben, behalten Sie es als Richtlinie für die Zukunft. Auf den nächsten Seiten finden Sie ein Beispiel für ein ausgefülltes Tagebuchblatt und ein leeres Tagebuchblatt, das Sie sich für jeden Tag des Turbo-Programms kopieren und ausfüllen können.

ANTI-FETT-FORMEL-MONATSJOURNAL

Dieses Formular hilft Ihnen bei der Dokumentation der großartigen Erfolge, die Sie feiern können, wenn Sie der Anti-Fett-Formel für den Rest Ihres Lebens folgen. Wiegen und messen Sie sich ein Mal im Monat und tragen Sie die Ergebnisse in das Formular ein. Notieren Sie bei regelmäßigen Arztbesuchen auch Ihren Blutdruck, eventuell Cholesterinwert, LDL und HDL (Lipoproteine geringer und hoher Dichte). So können Sie die Ergebnisse Ihres neuen Lebensstils dokumentieren, während Sie Ihre Lebensqualität erhöhen.

<u>Ihr Name</u>

TAGEBUCH FÜR DAS 3-WOCHEN-TURBO-PROGRAMM

Dieses praktische Diättagebuch ist eine Übersicht, die Sie motivieren und Ihnen beim Erreichen Ihrer Ziele helfen soll. Geben Sie sich in den nächsten 21 Tagen für jede Turbo-Programm-Mahlzeit einen Punkt und beschreiben Sie die Mahlzeit in Stichworten. Geben Sie sich einen weiteren Punkt, wenn Sie mindestens ¼ l Wasser getrunken haben. Das Ziel sind 10 Punkte pro Tag. Am Seitenende können Sie Ideen oder Gedanken zu Hunger, Lieblingsgerichten, Stimmungen usw. notieren.

Tag 1 von 21
Datum: *1. 1. 2002*

FRÜHSTÜCK: Schreiben Sie Ihre Mahlzeit auf und geben Sie sich jeweils einen Punkt, wenn Sie sich an das Turbo-Programm gehalten und mindestens ¼ l Wasser getrunken haben. *Eier und Obst*

Turbo-Programm-Mahlzeit ⭐ + ¼ l Wasser ⭐ + Punkte = ⭐2

MITTAGESSEN: Schreiben Sie Ihre Mahlzeit auf und geben Sie sich jeweils einen Punkt, wenn Sie sich an das Turbo-Programm gehalten und mindestens ¼ l Wasser getrunken haben.
Tomate mit Thunfischfüllung

Turbo-Programm-Mahlzeit ⭐ + ¼ l Wasser ⭐ + Punkte = ⭐2

SNACK: Schreiben Sie Ihre Mahlzeit auf und geben Sie sich jeweils einen Punkt, wenn Sie sich an das Turbo-Programm gehalten und mindestens ¼ l Wasser getrunken haben. *Proteinriegel*

Turbo-Programm-Mahlzeit ⭐ + ¼ l Wasser ⭐ + Punkte = ⭐1

ABENDESSEN: Schreiben Sie Ihre Mahlzeit auf und geben Sie sich jeweils einen Punkt, wenn Sie sich an das Turbo-Programm gehalten und mindestens ¼ l Wasser getrunken haben.
Rindfleischsuppe mit Perlgraupen

Turbo-Programm-Mahlzeit ⭐ + ¼ l Wasser ⭐ + Punkte = ⭐2

SPORT: Beschreiben Sie die Übung und geben Sie sich einen Punkt für das Training und einen Punkt, wenn Sie mindestens ¼ l Wasser getrunken haben. *Gehen, Gewichte, Stretching*

Sport ⭐ + ¼ l Wasser ⭐ + Punkte =

NOTIZEN: Notieren Sie Ihre Anzahl an Punkten, wie Sie sich gefühlt haben und Gedanken:
Muss mehr Wasser trinken. Fühle mich toll!

PUNKTE HEUTE = ⭐9

Gut gemacht!

(Machen Sie sich von dieser Seite Kopien und füllen Sie jeden Tag eine Seite aus)

_____

Ihr Name

TAGEBUCH FÜR DAS 3-WOCHEN-TURBO-PROGRAMM

Dieses praktische Diättagebuch ist eine Übersicht, die Sie motivieren und Ihnen beim Erreichen Ihrer Ziele helfen soll. Geben Sie sich in den nächsten 21 Tagen für jede Turbo-Programm-Mahlzeit einen Punkt und beschreiben Sie die Mahlzeit in Stichworten. Geben Sie sich einen weiteren Punkt, wenn Sie mindestens ¼ l Wasser getrunken haben. Das Ziel sind 10 Punkte pro Tag. Am Seitenende können Sie Ideen oder Gedanken zu Hunger, Lieblingsgerichten, Stimmungen usw. notieren.

Tag 1 von 21

Datum: _____

Frühstück: Schreiben Sie Ihre Mahlzeit auf und geben Sie sich jeweils einen Punkt, wenn Sie sich an das Turbo-Programm gehalten und mindestens ¼ l Wasser getrunken haben.

Turbo-Programm-Mahlzeit 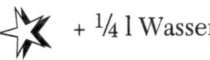 + ¼ l Wasser + Punkte =

Mittagessen: Schreiben Sie Ihre Mahlzeit auf und geben Sie sich jeweils einen Punkt, wenn Sie sich an das Turbo-Programm gehalten und mindestens ¼ l Wasser getrunken haben.

Turbo-Programm-Mahlzeit 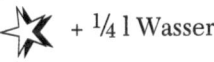 + ¼ l Wasser + Punkte =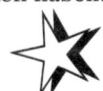

Snack: Schreiben Sie Ihre Mahlzeit auf und geben Sie sich jeweils einen Punkt, wenn Sie sich an das Turbo-Programm gehalten und mindestens ¼ l Wasser getrunken haben.

Turbo-Programm-Mahlzeit 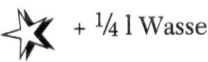 + ¼ l Wasser + Punkte =

Abendessen: Schreiben Sie Ihre Mahlzeit auf und geben Sie sich jeweils einen Punkt, wenn Sie sich an das Turbo-Programm gehalten und mindestens ¼ l Wasser getrunken haben.

Turbo-Programm-Mahlzeit + ¼ l Wasser + Punkte =

Sport: Beschreiben Sie die Übung und geben Sie sich einen Punkt für das Training und einen Punkt, wenn Sie mindestens ¼ l Wasser getrunken haben.

Sport + ¼ l Wasser + Punkte =

Notizen: Notieren Sie Ihre Anzahl an Punkten, wie Sie sich gefühlt haben und Gedanken:

PUNKTE HEUTE =

Gut gemacht!

ANTI-FETT-FORMEL-MONATSJOURNAL

Verwenden Sie dieses Formular, um Ihre Resultate durch das 40-30-30-Ernährungsprogramm zu dokumentieren. Füllen Sie eine Zeile im Monat aus:

Monat 1: Datum: _____ Gewicht: _____ Kleidergröße: _____
Weiteres: _____

Monat 2: Datum: _____ Gewicht: _____ Kleidergröße: _____
Weiteres: _____

Monat 3: Datum: _____ Gewicht: _____ Kleidergröße: _____
Weiteres: _____

Monat 4: Datum: _____ Gewicht: _____ Kleidergröße: _____
Weiteres: _____

Monat 5: Datum: _____ Gewicht: _____ Kleidergröße: _____
Weiteres: _____

Monat 6: Datum: _____ Gewicht: _____ Kleidergröße: _____
Weiteres: _____

Monat 7: Datum: _____ Gewicht: _____ Kleidergröße: _____
Weiteres: _____

Monat 8: Datum: _____ Gewicht: _____ Kleidergröße: _____
Weiteres: _____

Monat 9: Datum: _____ Gewicht: _____ Kleidergröße: _____
Weiteres: _____

Monat 10: Datum: _____ Gewicht: _____ Kleidergröße: _____
Weiteres: _____

Monat 11: Datum: _____ Gewicht: _____ Kleidergröße: _____
Weiteres: _____

Monat 12: Datum: _____ Gewicht: _____ Kleidergröße: _____
Weiteres: _____

KAPITEL SECHSUNDZWANZIG

ZUBEREITUNG EINER 40-30-30-MAHLZEIT

Über die Jahre haben wir festgestellt, dass die Zubereitung von 40-30-30-Mahlzeiten am einfachsten zu erlernen ist, indem man seinen persönlichen Mahlzeitenplan befolgt. Durch Zubereitung der von uns entwickelten Mahlzeiten erhalten Sie eine Vorstellung davon, wie eine richtige 40-30-30-Mahlzeit aussehen muss. Wenn Sie mit der Zubereitung Ihrer Mahlzeiten beginnen, müssen Sie nur vier einfache Punkte befolgen:

1. Suchen Sie in der Auswahltabelle den für Sie geeigneten Mahlzeitenplan.
2. Bestimmen Sie anhand der Makronährwerttabelle auf Seite 63 f., wie viel Kohlenhydrate, Eiweiß und Fett jede Mahlzeit enthalten muss.
3. Wählen Sie die Lebensmittel aus der Übersichtstabelle Nährwerte und glykämischer Index (Seite 217) oder einer anderen Quelle aus.
4. Verwenden Sie das Formular (Seite 216) zur Zusammenstellung Ihrer

eigenen Formel-Mahlzeiten. Achten Sie darauf, dass die Mengen an Kohlenhydraten, Eiweiß und Fett Ihren Anforderungen entsprechen.

ENTWICKELN SIE IHRE EIGENEN TURBO-MAHLZEITEN:

Schritt 1.

40 % Kohlenhydrate – verwenden Sie nur Obst und Gemüse mit niedrigem glykämischem Index.

Schritt 2.

30 % Eiweiß – verwenden Sie für jede Mahlzeit fettarmes Eiweiß.

Schritt 3.

30 % Fett – schließen Sie in jede Mahlzeit auch hochwertiges Fett ein.

ENTWICKELN SIE IHRE EIGENEN ANTI-FETT-FORMEL-MAHLZEITEN

Schritt 1.

40 % Kohlenhydrate – nehmen Sie eine Portion Kohlenhydrate mit hohem glykämischem Index und beziehen Sie den Rest aus Obst und Gemüse mit niedrigem bis mittlerem glykämischem Index.

Schritt 2.

30 % Eiweiß – verwenden Sie für jede Mahlzeit fettarmes Eiweiß.

Schritt 3.

30 % Fett – schließen Sie in jede Mahlzeit auch hochwertiges Fett ein.

EINFACHE ALTERNATIVEN

Alternativen bei Kohlenhydraten – Sie können jedes Gemüse, Obst und stärkehaltige Lebensmittel gegen ein anderes Gemüse, Obst oder stärkehaltiges Lebensmittel austauschen, solange sie in etwa den gleichen glykämischen Index haben.

Alternativen bei Eiweiß – Sie können jedes fettarme Eiweiß durch ein anderes fettarmes Eiweiß austauschen. Vegetarier sollten Eiweiß aus nicht akzeptablen Quellen durch die gleiche Menge vegetarisches fettarmes Eiweiß mit wenig Kohlenhydraten und Fett austauschen, wie zum Beispiel Tofu und Tempeh.

Alternativen bei Fett – Sie können jedes Öl durch ein anderes Öl, jede Nusssorte durch eine andere Sorte und jeden fettarmen Käse durch einen anderen fettarmen Käse ersetzen.

ZUSAMMENSTELLUNG IHRER EIGENEN
ANTI-FETT-FORMELMAHLZEITEN

(Machen Sie sich Fotokopien von diesem Formular)

Lebensmittel	Kohlenhydrate (g)	Eiweiß (g)	Fett (g)
_____	_____	_____	_____
_____	_____	_____	_____
_____	_____	_____	_____
_____	_____	_____	_____
_____	_____	_____	_____
_____	_____	_____	_____
_____	_____	_____	_____
_____	_____	_____	_____
_____	_____	_____	_____
_____	_____	_____	_____
_____	_____	_____	_____
_____	_____	_____	_____
_____	_____	_____	_____
_____	_____	_____	_____
Gesamtmengen	_____	_____	_____

ÜBERBLICKSTABELLE NÄHRWERTE UND GLYKÄMISCHER INDEX

Die folgende Tabelle enthält die Werte für Kilokalorien Kohlenhydrate, Eiweiße und Fette pro 100 Gramm der angegebenen Nahrungsmittel sowie eine grobe Einordnung nach dem glykämischen Index bei den Kohlenhydrat-Lieferanten. Der glykämische Index gibt Aufschluss darüber, wie schnell ein Nahrungsmittel den Blutzuckerspiegel erhöhen kann.

Wertung nach dem glykämischen Index (GLYX):

N = niedrig (Wertung 0–39)

M = mittel (Wertung 49–75)

H = hoch (Wertung 76–112)

SH = sehr hoch (Wertung 112–150).

Die Wertungen orientieren sich an dem Wert von Weißbrot = 100.

KOHLENHYDRAT-LIEFERANTEN

	GLYX	Kcal	Kohlen-hydrate/g	Eiweiß/g	Fett/g
OBST:					
Ananas, frisch	H	59	13	0	0
Äpfel, frisch	M	52	11	0	0
Apfelmus, ungezuckert	M	54	12	0	0
Bananen, frisch	H	95	21	1	0
Birnen (Dose), abgetropft	M	84	20	0	0
Birnen, frisch	M	52	12	0	0
Clementinen, frisch	M	46	9	1	0
Datteln, getrocknet	SH	285	66	2	0
Erdbeeren, frisch	N	32	6	1	0

	GLYX	Kcal	Kohlen-hydrate/g	Eiweiß/g	Fett/g
Grapefruits, frisch	N	50	9	1	0
Heidelbeeren, frisch	N	42	7	1	1
Honig- oder Netzmelonen, frisch	M	26	5	1	0
Kiwis, frisch	N	61	11	1	1
Mangos, frisch	H	60	13	1	0
Orangen, frisch	M	47	9	1	0
Papayas, frisch	M	13	2	0	0
Pfirsiche (Dose), abgetropft	M	76	18	1	0
Pfirsiche, frisch	M	41	9	1	0
Pflaumen, frisch	N	47	10	1	0
Rosinen	H	298	66	2	1
Sauerkirschen, frisch	N	58	11	1	0
Wassermelonen, frisch	H	38	8	1	0
Weintrauben, frisch	M	71	16	1	0

GEMÜSE:

Artischocken, gegart	N	20	2	2	0
Blumenkohl, gegart	N	19	2	2	0
Bohnen, grün, gegart	N	25	3	2	0
Brokkoli, gegart	N	23	2	3	0
Champignons, gegart	N	15	1	3	0
Eisbergsalat, frisch	N	13	2	1	0
Erbsen, tiefgefroren, gegart	M	84	12	7	0
Gurken, frisch	N	12	2	1	0
Kopfsalat, frisch	N	12	1	1	0
Kürbis, gegart	M	27	5	1	0
Linsen (Dose), abgetropft	M	28	4	2	0
Mais (Dose), abgetropft	H	76	13	3	1
Möhren, gegart	H	21	4	1	0
Paprikaschoten, gegart	N	20	3	1	0

	GLYX	Kcal	Kohlen-hydrate/g	Eiweiß/g	Fett/g
Rosenkohl, gegart	N	28	2	4	0
Spargel, gegart	N	16	2	2	0
Spinat, gegart	N	19	1	3	0
Staudensellerie, frisch	N	17	2	1	0
Tomaten, frisch	N	17	3	1	0
Weißkohl, gegart	N	20	3	1	0
Zucchini, gegart	N	19	2	2	0

BROT, STÄRKEHALTIGE LEBENSMITTEL:

	GLYX	Kcal	Kohlen-hydrate/g	Eiweiß/g	Fett/g
Bagels	H	263	49	8	4
Bohnen, gebacken, aus der Dose	M	69	11	5	1
Brötchen, Baguette	H	248	51	7	1
Buchweizengrütze, gegart	M	72	15	2	0
Fladenbrot	H	235	48	7	1
Haferflocken	M	370	63	12	7
Hamburgerbrötchen	H	267	52	8	3
Kartoffelbrei	SH	79	13	2	2
Kidneybohnen aus der Dose, abgetropft	M	63	9	6	0
Maistortilla	M	222	46	5	2
Naturreis	H	112	23	2	1
Neue Kartoffeln, gekocht	M	69	14	2	0
Nudeln, gegart	M	126	24	4	1
Ofenkartoffeln, gegart	SH	57	12	2	0
Parboiled Reis	H	108	24	2	0
Perlgraupen, gekocht	M	90	19	2	0
Pumpernickel	H	188	38	6	1
Vollkorntoastbrot	H	253	48	7	3
Vollkornbrot	H	210	41	8	1

	GLYX	Kcal	Kohlen-hydrate/g	Eiweiß/g	Fett/g
Weißbrot	H	235	48	7	1
Weiße Bohnen (Dose), abgetropft	M	112	17	9	1
Weizentortilla	H	309	59	9	4

EIWEISS-LIEFERANTEN

	Kcal	Kohlen-hydrate/g	Eiweiß/g	Fett/g
EIER:				
1 Ei (Gew.-Kl. L)	92	0	8	7
1 Eiweiß (Gew.-Kl. L)	18	0	4	0
FISCH:				
Forelle, frisch	113	0	20	3
Heilbutt, frisch	97	0	20	2
Hummer, frisch	86	0	19	1
Kabeljau, Dorsch, frisch	77	0	17	1
Krabben, Garnelen, frisch	90	1	19	1
Lachs, frisch	131	0	18	6
Lachs, geräuchert	138	0	20	7
Makrele, frisch	182	0	19	12
Makrele, geräuchert	192	0	20	13
Pilgermuscheln, frisch	80	2	16	1
Rotbarsch, frisch	107	0	19	4
Schellfisch, frisch	78	0	18	1
Scholle, frisch	90	0	18	2
Seelachs, frisch	82	0	18	1
Seezunge, frisch	83	0	18	1
Thunfisch in Wasser, abgetropft	107	0	25	1
FLEISCH:				
Beefsteakhack	113	0	21	3
Gekochter Schinken	121	1	20	4
Kalbsfilet	111	0	20	3
Kaninchen	109	22	0	2
Lammrücken, -kotelett	145	0	19	8

	Kcal	Kohlen-hydrate/g	Eiweiß/g	Fett/g
Rehrücken, -keule	98	0	21	1
Rinderfilet	118	0	20	4
Rindersteak, -gulasch	121	0	21	4
Schweinefilet	107	0	22	2
GEFLÜGEL:				
Hähnchenbrustfilet	102	0	24	1
Hähnchenbrustfilet, gegart	122	0	28	1
Putenbrust, geräuchert	128	0	29	1
Putenbrustfilet	107	0	25	1
MILCHPRODUKTE:				
Frischkäse mit Buttermilch				
(z. B. Du darfst)	134	4	12	8
Hüttenkäse	89	2	11	4
Naturjoghurt, fettarm (1,5 % Fett)	46	4	3,4	2
Naturjoghurt, Magermilch (0,1 % Fett)	38	4	4	0
Magerquark	75	4	14	0
Milch, fettarm (1,5 % Fett)	48	5	3	2
Mozzarella	255	0	19	20
Parmesan	440	0	32	35
Ricottakäse	154	4	8,5	12
Saure Sahne (10 % Fett)	117	3	3	10
Schnitt- und Raspelkäse (30 % F.i.Tr.)	256	0	27	16
Weichkäse (30 % F.i.Tr.)	219	0	23	14
SONSTIGES:				
Molkeneiweißpulver	366	2	85	2
Tempeh	152	0	8	5
Tofu	77	0	8	5

FETT-LIEFERANTEN

	Kcal	Kohlen-hydrate/g	Eiweiß/g	Fett/g
FETTE UND ÖLE:				
Butter	741	1	1	83
Distelöl	879	0	0	100
Leinöl	879	0	0	100
Mayonnaise (50 % Fett)	482	5	0	50
Mayonnaise (80 % Fett)	743	2	2	80
Rapsöl	879	0	0	100
Salatcreme (20 % Fett)	240	15	1	20
Sonnenblumenöl	882	0	0	100
Weizenkeimöl	879	0	0	100
NÜSSE UND SAMEN:				
Erdnüsse, Erdnussmus	561	8	25	48
Kürbiskerne	560	14	24	46
Mandeln, Mandelmus	569	4	19	54
Pistazien	574	12	18	52
Sesamsamen	559	10	18	50
Sonnenblumenkerne	574	12	22	49
Walnüsse	654	11	14	62
SONSTIGES:				
Avocados	217	0	2	24
Oliven, schwarz	345	5	2	36

KAPITEL SIEBENUNDZWANZIG

DER ANTI-FETT-FORMEL-EINKAUFSFÜHRER

Untersuchungen haben gezeigt, dass Menschen, die sich während einer Diät an einen genauen Speiseplan und eine vorgegebene Einkaufsliste halten, bessere Resultate erzielen als solche, die dies nicht tun. Mit diesem Untersuchungsergebnis im Hinterkopf haben wir für Sie einen einfachen Einkaufsführer entwickelt, den Sie bei der Zusammenstellung Ihrer Einkaufsliste verwenden können.

KOHLENHYDRATHALTIGE NAHRUNGSMITTEL:

Obst:

Ananas, frisch oder aus der Dose

Äpfel

Apfelmus

Aprikosen

Birnen, frisch oder aus der Dose

Beerenmischung, gefroren

Blaubeeren, frisch oder gefroren

Clementinen

Erdbeeren, frisch oder gefroren

Grapefruits

Kirschen, frisch

Kiwis

Netzmelonen

Orangen

Orangensaft

Fruchtmarmeladen

Pfirsiche, frisch oder aus der Dose

Pflaumen

Weintrauben

Zitronen

Zitronensaft

Gemüse:

Auberginen

Blattsalat

Blumenkohl

Brokkoli

Champignons

Erbsen, tiefgefroren

Frühlingszwiebeln

grüne Bohnen,
  frisch oder tiefgefroren

Kohl, alle Sorten

Krautsalat

Möhren

Paprikaschoten, alle Farben

Petersilie

Salatgurken

Schalotten

Silberzwiebeln

Sojabohnensprossen

Spargel

Spinat

Staudensellerie

Tomaten

Tomaten, passiert oder Pizzatomaten

Tomatenmark

Zucchini

Zwiebeln

STÄRKEHALTIGE NAHRUNGSMITTEL:

All-Bran Frühstücksflocken

Bagels

Bohnen (Dose),

    z. B. weiße Bohnen

    oder Kidneybohnen

Brot

Haferflocken

Hamburgerbrötchen

Kartoffeln

Knäckebrot

Mais (Dose)

Maistortillas

Naturreis

Nudeln, alle Sorten

Paniermehl

Perlgraupen

Pitabrot, Fladenbrot

Reis, parboiled

Tacoschalen

Vollkorntoastbrot

Weizentortillas

Wildreis

EIWEISSHALTIGE NAHRUNGSMITTEL:

Beefsteakhack

Buttermilch-Frischkäse

Eier

Fisch, alle Sorten

Geflügelwürstchen, fettarm

Gekochter Schinken

Hähnchen, Fleisch

    oder Aufschnitt

Hummerfleisch

Hüttenkäse

Joghurt (0,1 bis 1,5 % Fett)

Käse, alle Sorten, fettreduziert

Kasseler, Fleisch oder Aufschnitt

Krabbenfleisch

Krebsfleisch

Lachs, frisch oder geräuchert

Lachsschinken

Milch, fettarm (1,5 % Fett)

Milchreis, kalorienreduziert

Mozzarella

Parmesankäse

Putenbrust, -fleisch oder -aufschnitt

Ricottakäse

Rindergulasch, mager

Schweinefilet

Sojacreme, natur

Tempeh

Thunfisch, in Wasser

Tofu

FETTHALTIGE NAHRUNGSMITTEL:

Avocados

Butter

Erdnüsse

Erdnussmus

Erdnussöl

Käse, alle Sorten, halbfett

Macadamianüsse

Mandelmus

Mandeln

Mayonnaise

Oliven

Olivenöl

Pesto

Pflanzenöl

Rapsöl

Salatcreme

Salatdressing

Saure Sahne

Sesamöl

Sonnenblumenkerne

Walnüsse

VERSCHIEDENES:

Blütenpollen (Reformhaus)

Chilisauce

Cocktailsauce

Fruchtzucker

Gewürze

Gewürzgurken

Grillsaucen

Honig

Instant-Brühe

Instant-Kaffee, Instant-Espresso

Kakaopulver, ungesüßt

Ketchup

Knoblauch

Kräuter, frisch oder getrocknet

Meerrettich

Molkeneiweißpulver (Reformhaus)

Proteinriegel (Drogerie- und
   Supermarkt, Kaufhaus,
   Sportgeschäft, Fitnessstudio)

Salsa

Sardellenpaste

Senf

Senfpulver

Sherry

Sojasauce

Stärke

Teriyaki-Marinade

Vanillearoma

Wein, rot oder weiß

Worcestersauce

BESONDERE ZUTATEN
FÜR DIE DESSERTREZEPTE:

Backpulver

Brauner Zucker

Kuchenglasur

Kürbis (Glas)

Mehl

Schlagsahne

Vanille-Eiscreme

Vollkorn-Butterkekse

Zartbitterschokolade, -kuvertüre

REZEPTREGISTER

TURBO-PROGRAMM

ANTI-FETT-FORMEL